やさしく学ぶ
からだの発達
Part 2
運動発達と食べる・遊ぶ

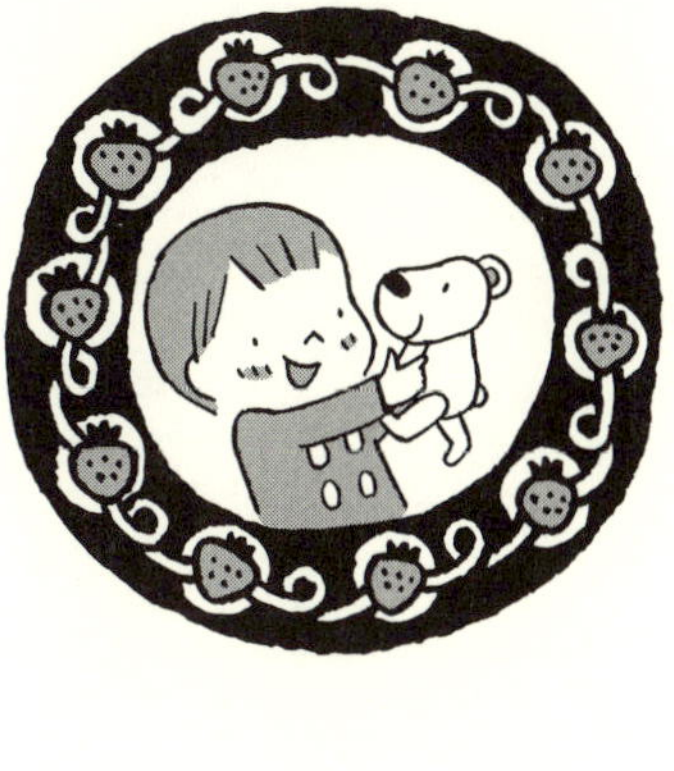

全障研出版部

目　次

カバーデザイン＝堀川　真
イラスト＝堀川　真・勝山英幸

はじめに

２０１１年に刊行した『やさしく学ぶからだの発達』（全障研出版部）では、月齢を追った赤ちゃんの運動発達を述べました。おかげさまで、現場の先生方や保護者のみなさんに好評をいただき、版を重ねることができました。

前作では、赤ちゃんの「見たい」「聞きたい」「触りたい」という意欲が動きを活発にし、からだの軸をしっかりさせ、たっぷり這った後、体幹も四肢の筋肉もしっかりさせることができ、歩行する力を一年かけて育てていく姿をわかりやすく明らかにしました。

本作は、全国障害者問題研究会の月刊誌『みんなのねがい』（２０１４年４月号～２０１５年３月号）に連載した「やさしく学ぶからだの発達　～運動発達とつながる「食べる」と「遊ぶ」～」に加筆・修正を加え、一冊の本にまとめました。前回のからだの基本的な運動発達に加え、自分のからだ、空間の認識や視覚の発達と運動発達の関係、そして食べることやコミュニケーションがどのように運動発達と絡みながら進んでいくのかを説明していきます。発達につまづきのある子どもの支援を考えていくためにも、発達のすじみちを理解することが重要です。

今回は特に「食べること」と「遊び」に注目します。育児書には「何ヵ月になったらこんな物を食べさせる」などと書いてありますが、食べる力は運動発達ととても関係しています。その子の運動発達のレベルと無関係に、月齢で離乳食を進めてしまうのは無理があります。子どもの食べる力が運動発達とどうつながって育っていくのかをみていきたいと思います。また、遊びのレパートリーが運動発達とどうつながって広がっていくのかについても述べていきます。そして、現代は子どもが育つ上でどのような困難さがあるのか、などについても述べていきたいと思います。

執筆者は、横浜リハビリテーションセンターを中心として働いているPT（理学療法士）、OT（作業療法士）たち。新しいメンバーも加え、抜群のチームプレイで子どもの育ち、「食べる」と「遊ぶ」をわかりやすく書いてくれています。

巻末には、前作同様、座談会も掲載しています。連載では深めきれなかった、障害をもつ子の「食べる」「遊ぶ」への配慮や、「やらせる」のではなく、子どもの意欲・育ちを保障していく上で大切にしてほしいことが語られています。

保育現場や子育てのなかで、本書がみなさんの力になることができれば幸いです。

2015年5月

林　万リ

第1章

子どもの育ちに大切なこと

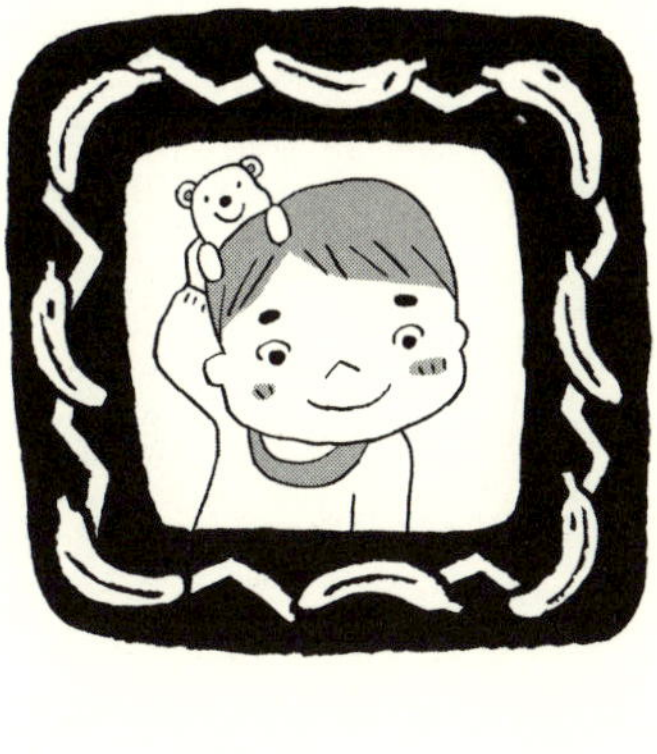

動物とはちがう人間の特徴と発達

　みなさんはテレビや映画で馬の出産シーンを見たことがあるでしょうか？　赤ちゃん馬は生まれてすぐに立ち上がり歩き出しますよね。先日、私は縄文柴犬のドキュメンタリー映画『シバ　縄文犬のゆめ』を観ました。出産シーンは衝撃的でした。母犬は羊膜を被った子犬を皮膚が出るまで必死になめ、臍帯を食いちぎり、全身を動き出すまでなめて刺激し続けます。眼の見えない赤ちゃん犬は母親の乳房を目がけてよたよたと歩き出しました。誰も教えてくれないのに、どうしてこんなに見事な行動ができるのでしょうか！　実に感動的でした。

　馬や犬などとちがって、人間は歩行を獲得するのに約一年間をかけます。既刊の『やさしく学ぶからだの発達』では赤ちゃんの一年間の運動発達を解説しました。寝返り、這い這いをとおしてからだの「軸」をしっかりつくり、肩の周囲の筋肉、背骨を伸ばす筋肉、腹筋などをしっかり働かせ、肘や膝をうまく使って歩行を獲得していく赤ちゃんの姿を述べてきました。そして、それを可能にするエネルギーは、赤ちゃんの見たい、触りたいというモチベーションだということも強調しました。しかし、その一年間には運動の発達だけでなく、人間としての社会的な特性をじっくりと育てるという大切な意味があると思います。

大切な3ヵ月児の姿勢と這い這い

私は横浜で仕事をするようになってから、ずっと保健所（現在は福祉保健センター）で療育相談をしてきました。乳児健診や地域で出会う、保健師さんの気になる赤ちゃんを保健所で診るシステムです。なかなか歩行してくれない赤ちゃんの親御さんは「足が弱いから足を鍛える体操を教えてほしい」と言って子どもを連れて来ます。でも、診ると足はかなりしっかりしているのです。問題は体幹で、肩が引き上げられていて腕で支える力が弱い、腹筋が働きにくくて柔らかい、腕だけで支えて前進させる手押し車をしてみると、崩れてしまって動けないという状態です。これでは足がいくらしっかりしていても歩けないわけです。運動発達につまずいている子どもは、図1のような、3ヵ月の赤ちゃんのうつ伏せ姿勢がうまくできません。つまり、肘でからだを支え、腹筋を働かせて顎を引くことができていないまま、次のステップに進んでしまった状態が多いと気づきました。そのため、図2のように、肩が引き上げられたままで、手で支えることが弱く、腕の筋肉が育ちにくくなり、腹筋の働きも不十分になってしまうのです。こういう赤ちゃんはずり這いを長い期間していて、なかなか手と膝での這い這いに進めないということもよくあります。赤ちゃんの3ヵ月から6ヵ月の

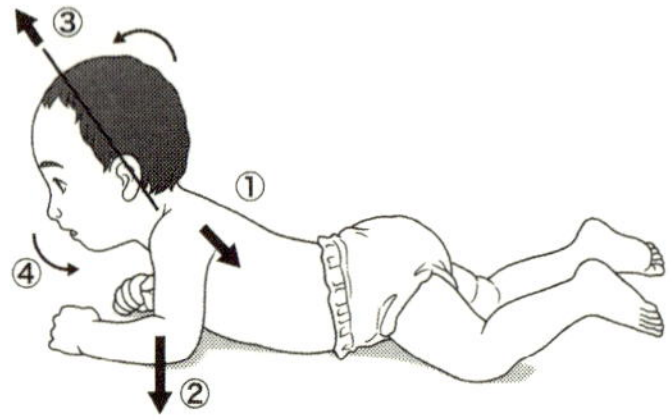

図１　３ヵ月のうつ伏せ姿勢
①肩が引きさげられ
②腕で身体を支えています
③首は伸びていて
④顎を引いています

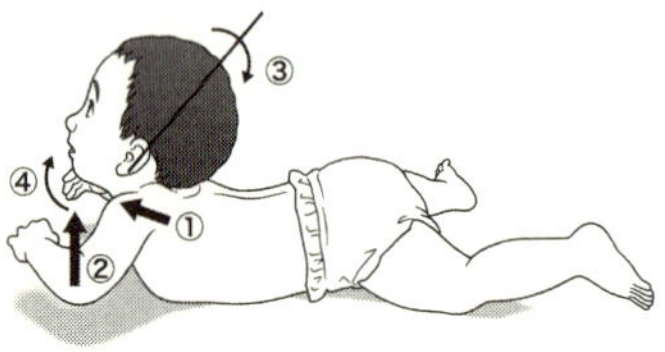

図２　発達につまづきがある子どものうつ伏せ姿勢
①肩が引き上げられていて
②腕でからだが支えられません
③首が後方に曲がり
④顎が上がっています

姿勢の発達はとっても重要なのです。

　こういう赤ちゃんのうつ伏せ姿勢のときに、首をさげて顎を他動的に引かせてみると、赤ちゃんの泣き声が非常に苦しい声に変わったり、ときに苦しそうにもがく子もいました。そこで酸素飽和度を調べたところ、首を反らしていたときは１００％だったのが、顎を引くと80％にさがってしまいました。赤ちゃんは楽なことを見つける名人だと思っていましたが、楽なことをした結果、正しい運動発達からずれてしまうのだということを学びました。長い臨床経験のなかで患者さんから学ぶことをとおして、こういう現象の基もわかりました。口の中を見ると舌が歯の近い所から出ているのです。そうすると喉頭蓋が前方・上方に引き上げられてしまい、鼻からの空気がスムーズに入らなくなり、首を反らすことになってしまうのです。ひどい向き癖による頭の変形もこれが一因だと、酸素飽和度を測ることによってわかりました。向いている方の酸素飽和度が高いのです。正しい姿勢をとらせようと思っても、赤ちゃんが苦しいのですから無理な話になります。私はそういう事実を知る前から、ボイタの反射性寝返りI相（I相）をすることで赤ちゃんの姿勢の発達が改善するので多用してきましたが、I相で横隔膜が刺激され、呼吸がしっかりして酸素飽和度が上がるから、効果があったのかと納得しました。

この時期に赤ちゃんが泣くからと抱っこやおんぶばかりしたり、早くから乳児用の椅子でからだを支えて長時間お座りさせるのは、赤ちゃんの運動発達にはマイナスになってしまいます。現在は親が子育てを楽にできるようにと開発された赤ちゃんグッズがたくさんありますが、子どものからだの発達にはマイナスになる物も多いように見受けられます。赤ちゃんが自由に動くなかで、自分の力で動く能力を発達させていくことが何よりも大切であることを知って、器具の利用の仕方を考えたいものだと思います。また、首がすわったら今度はお座りができるようにしたいと思って、お母さんがお座りの練習をさせ過ぎると、からだを丸くして背骨を固めて座ることになり、脊柱の可動性がなくなってしまうこともあります。這い這いをたくさんするなかで、脊柱が可動性を保ちながらしっかり伸展できるようになると、自分で脊柱を回旋して座れるようになります。座らせられて座れるようになるのでなく、自分で座れることが大切です。座位は手が自由になり遊びが活発になるので大切ですが、這うよりも先に座らされてしまうと、量的にたくさん這わず、目的地に着く前に座ってしまうような子になってしまうことがあります。

先日、母体を診て妊婦さんの安産をめざし、生まれて来る赤ちゃんの子育てを支援している助産師さんから、「妊婦さんも自分が赤ちゃんの頃にちゃんと這い這いをしてないと、からだができていなくて早産になりやすく、産後も子育てしにくく苦労している」という話を聞きました。乳幼児期に這い這いで全身の筋肉をしっかり鍛えていないと、成人になってから苦労してしまうという話は興味深かったです。

赤ちゃんはたっぷりと這い這いして全身の筋肉をしっかりさせてから歩くようにさせてほしいと思います。しかし、なかには這わずに歩いてしまったという子もいるでしょう。そういう場合には、遊びで這う動作をいれていくのも良いです。動物のまねをして、「お馬の親子」の歌をうたいながら手と膝で這ってみたり、熊さんになって高這いで追いかけっこをするなど、遊びに這うことを取り入れていく工夫があれば、赤ちゃんの時期の不足を補うことができます。歩けるようになってからでも、這い這いをすることで、からだ全体の発達を促すことができるのです。なかなか実践は難しいものですが、夜の入浴前に親子で少しの時間でも這い這い遊びを、また腕の支えが弱い子には手だけで上体を支えて移動する手押し車（図3）をするように推奨しています。また、高這いの形で雑巾がけをさせるのも有効です。背骨が曲がってしまう側彎が必発すると言われている疾患の子どもが、這い這い遊びや手押し車をたっぷりしていたおかげか、成人になっても側彎のない状態を維持できているという貴重な経験もあります。

図3

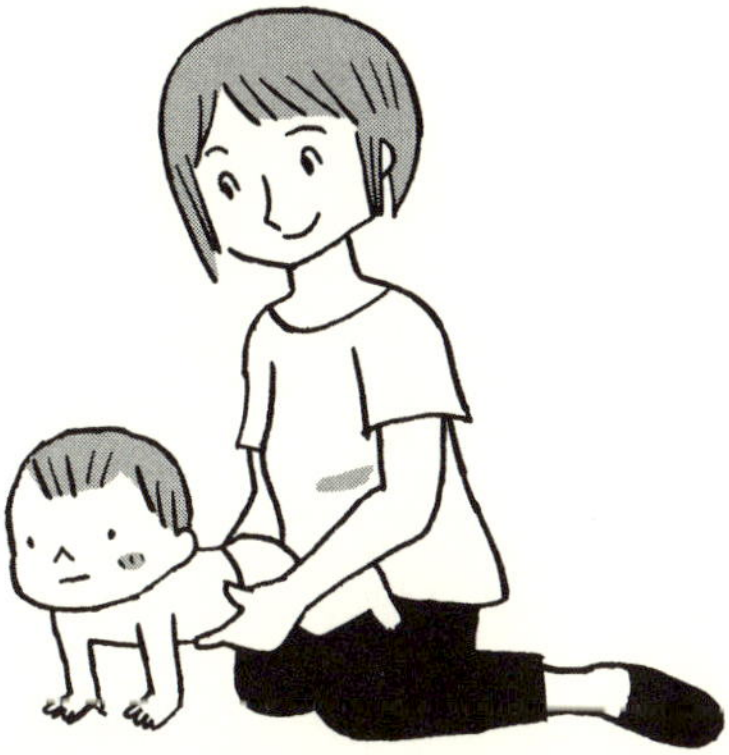

背中がまっすぐになるように（お腹がたるまないように）注意して前に進みましょう。
支えるところを、胸・お腹・腰・太もも・ひざ・足首、とだんだんさげていきましょう。

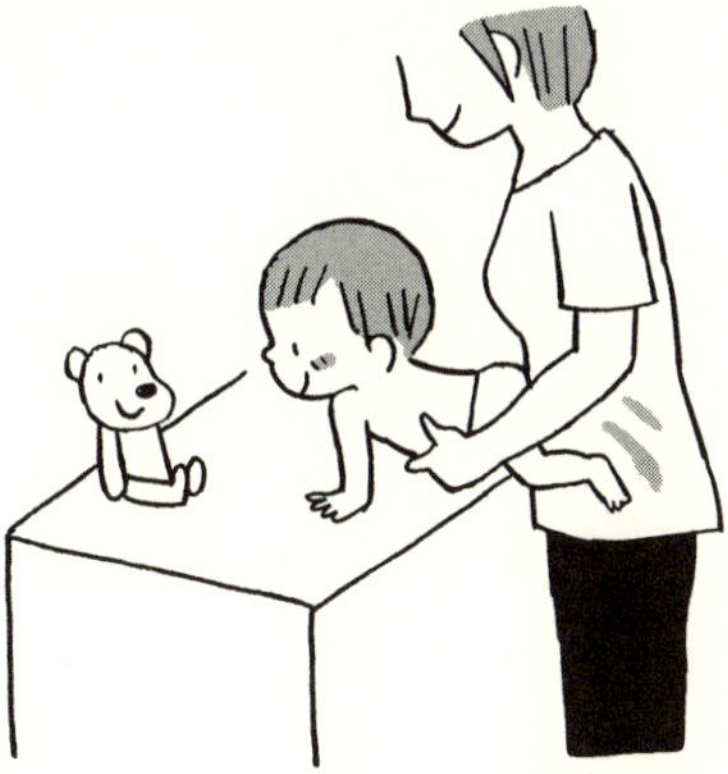

下のイラストのような姿勢で遊ばせるだけでもよいです。片手で支え、もう一方の手を離して遊ばせると、より腕の力をつけることができます。

睡眠リズムは胎内からつくられている

子どもの発達には、昼間からだをたっぷりと動かして遊び、夜は満足してぐっすり眠るという生活リズムが非常に大切です。朝は早く目覚め、夜も早く眠りにつくことが子どもの成長発達にとても重要だということが科学的にも明らかになってきました。この大切な生活リズムは胎児のときの母親の生活の影響を受けているようです。私は保健師養成の大学で講義をするときに、学生たちに「妊娠したら夜10時台に寝るように」と言っています。母親が夜早く寝ていると、生まれてきた赤ちゃんも早く寝る子になるようです。そして睡眠中に胎児を守り育てるホルモンがたっぷり出るので、一石二鳥です。子宮は明るい所では収縮するそうです。昼間は動いているので子宮が収縮しても血流は保たれていますが、夜に明るい電気のもとで座ってテレビを見ているとすれば、収縮し血流の落ちた子宮の中にいる赤ちゃんは苦しくなってしまいます。赤ちゃんを守るホルモンが出にくくなるだけでなく、赤ちゃんの育ちを阻害することにつながります。正常なお産では羊膜は最後のところで破けます。ときには破けずに人工的に破膜して、お産を進ませることもあるくらい羊膜は丈夫なものです。ところが、その丈夫なはずの羊膜がお産のはじまる前に破けてしまうのが、前期破水です。

これで異常なお産につながることもあります。赤ちゃんを守るホルモンが充分に出ていない結果、弱い破れやすい羊膜になってしまうこともありえます。妊婦さんの深夜勤務があったり、あるいは深夜に帰宅する夫を待っていて寝るのが遅くなるなど、妊婦さんが夜寝れない環境があるとしたら、それを工夫して寝ることを優先するようにしてほしいです。夜は暗い静かな所で寝るように人間のからだはできているのです。

そして、子どもが夜ぐっすり寝るために大切なことは、昼間全身の筋肉をしっかり使いきることです。眼を動かすのも筋肉ですし、咀嚼やおしゃべりするのも、お手伝いで手を使うのも大切です。大好きなお母さんと一緒に台所でお手伝いするのも、洗濯物を一緒にたたむのも筋肉を使う楽しい「お手伝い遊び」です。「お手伝い」はとっても大切だと思っています。はじめは足手まといですが、徐々に上手になってお母さんからほめられるようになったら、自信がついたり、自己肯定感が育ちやすくなったりします。

文明の落とし穴

コミュニケーションの発達もとても大切です。赤ちゃんはお母さんのおっぱいを一生懸命吸っているときに、お母さんの目をじっと見つめます。そのときにお母さんが赤ちゃんを愛おしく思って目を合わせ声かけし、あやしてあげるところからコミュニケーションの発達がはじまります。ところが、最近はお母さんが授乳中にテレビを見ていたり、携帯やスマホに夢中になっている姿をよく見かけると保健師さんや助産師さんから聞いています。お母さんも忙しいので、ながら授乳も仕方ない面があるかも知れませんが、授乳中に赤ちゃんと目を合わせる幸せ感を味わうと同時に、子どもの社会性の発達を大切にしてあげたいものです。

文明は進歩していますが、同時にマイナス面も生じることがあります。例えば、家事仕事は昔と比べてみると電気洗濯乾燥機、電気掃除機などで非常に楽になりました。しゃがんだ姿勢で洗濯板にゴシゴシ擦って汚れを落としていた時代を思うと家事がいかに大変だったかわかりますが、今は電気洗濯機のスイッチひとつできれいにしてくれます。でも一方で、しゃがんだ姿勢を支える筋肉は弱くなってしまっているでしょう。雑巾がけもとってもいい運動ですが、電気掃除機や立ったままでモップを動かせば済むようになり、その動きはしなくなっています。これらは女性が「安産になるために必要な筋肉」を使う活動ですが、文明の進歩によって弱体化している現実が一方であるように思えます。

また、昔は生まれて間もなくの赤ちゃんはメリーゴーランドのような優しい音とゆっくり動く物を見るオモチャを与えられていただけでしたが、今は生まれたときから家の中にテレビがあり、映像が映し出されていて見るともなしに見ることになります。これでは視覚刺激ばかりが入り、他の感覚とバランスがとれた発達が失われやすいのです。私は子どもが会話できるようになる3歳くらいまではテレビやビデオをできるだけ見せない方がいいと、今までの臨床経験から確信しています。

さらに子どもたちの遊ぶ形がすっかり変わってしまいました。野原で思いっきりからだを動かして、異年齢集団で遊ぶなかで運動発達も社会性も育つのですが、保育園や学童に通っている子はまだしも、親が意識的にそういう場所を探して子どもに与えないと、家の中であまりからだを動かさずに一日が終わってしまうという、子どもの育ちを破壊しかねない厳しい現実があります。

文明の発達はすばらしいことですが、落とし穴があることも知って賢く生きていく努力も必要と思います。

第2章

運動発達と「遊ぶ」

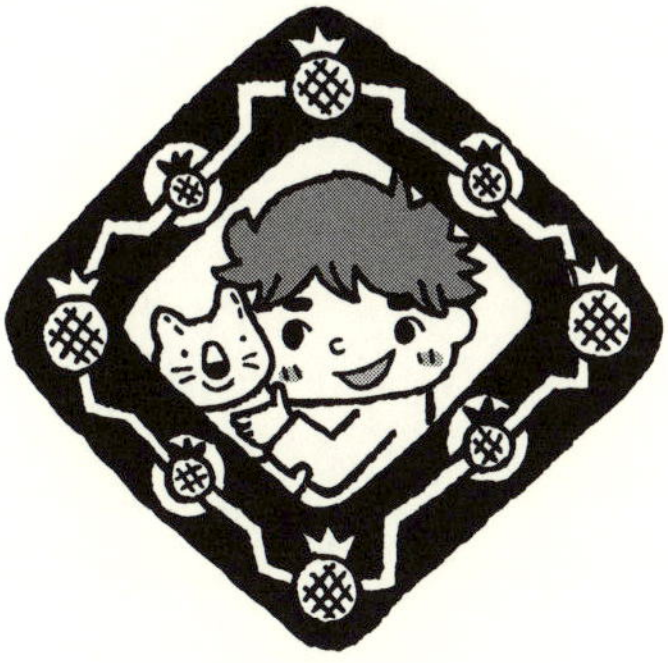

1　からだで遊ぶ、からだで学ぶ
～自己刺激から探索へ、そして知的活動へ

本書では、子どもの「遊び」についても考えていきます。乳幼児期の子どもにとって遊びが大切であることに異を唱える方はいないと思います。しかし近年は、就学前から読み・書き・計算・英会話などの「早期教育」を受けさせることが、脳の発達を促し、将来の学習に有効であると考えられることが多いように思われます。このような早期教育は、遊びよりも優先されるべきものなのか、そもそも幼児期の遊びは子どもにとってどのような意味があるのかを整理しておく必要があると思います。

大人になってからの遊びと幼児期の遊びとでは、本質的に異なる部分があります。子どもの遊びとは、楽しんで時間を浪費することではありません。本章では、子どもの遊びと運動発達、および知的な発達がどのように関連しているのか考えていきます。

からだと知的活動の関係性

私たちが使っているコトバには、からだで感じる感覚を基礎として成り立っているものがたくさんあります。「固い・柔らかい・重い・軽い・熱い・冷たい・甘い・辛い…」などです。たとえば、幼児が熱いものに触れて顔をしかめたときに、お母さんは「あ、アッチッチだったねぇ」などと声をかけます。このような経験をとおして子どもたちは、自分の感覚体験とコトバとを結びつけて記憶していくと考えられます。同様に、からだを使った運動・動作・操作を表すコトバもたくさんあります。「握る・振る・落とす・たたく・なめる・かじる・ちぎる…」などです。1歳前後の赤ちゃんは、まだまだコトバを話すことはできませんが、すでに自分のからだを使ってこれらの動作を行うことができます。そしてその動作を示すコトバを、大人から教えてもらうことになります。このようにコトバには、感覚や運動の経験に対して名前をつけることで習得されていく、という側面があります。

運動障害があって自分のからだをうまく動かせない子どもは、動作を表すコトバの獲得が遅れると言われています。歩くことや走ることが経験できない場合、他者の動作を見てその意味を理解できたとしても、そのコトバがもつ「運動の感覚」までを理解することは困難です。経験のない物事には名前をつけられず、たとえできても中身の薄いものにならざるを得ません。このように考えると、「からだ」はヒトの知的活動の根本をなすものである、と言うことができそうです。この章では、コトバを話す前の子どもたちが自分のからだを使って知的な活動を発展させていく様子をみていきます。

自己刺激的な遊びとボディイメージ

赤ちゃんが自分のからだを動かすと、からだから脳に感覚刺激が返ってきます。たとえば、指を動かすと手の形が変わり、その様子が視覚映像として脳に届きます。同時に指が動いた感覚や、指と指、あるいは指とモノが触れた感覚も脳に届きます。指を口に入れれば、口の中の触覚と指の触覚の情報が脳に届きます。３ヵ月から６ヵ月頃の乳児期には、このように自分のからだを自分で刺激して、その感覚を味わい確認する遊び（ここでは自己刺激的な遊び、と呼びます）が盛んに行なわれます。赤ちゃんは自分のからだを使って遊びながら、自分のからだに関する知識を蓄えていると考えられます。腕や脚をどのように動かせば手や足が口に入るのか、からだを触ったときとモノを触ったときとでは感じ方がどうちがうのか、などはこの時期に学習されると考えられます。

生まれてすぐの赤ちゃんは、お母さんのからだと一体化している状態から、むりやり胎外の世界に押し出されたばかりであり、自分のからだと自分以外のものの境界も、まだあいまいであると考えられます。抱っこしているお母さんのからだと、自分の境界もはっきりとはわかっていないかもしれません。赤ちゃんは自分で自分のからだに触れたり、しゃぶったりしながら、自分のからだの輪郭を描きはじめるのです。このような自分のからだに関する知識を、ここでは「ボディイメージ」と呼ぶことにします。ボディイメージは、ヒトが自分のからだを使って環境に働きかける際の基本的な枠組みであり、世界を知る「原点」となります。

からだを使って空間を学ぶ

前作の単行本では、赤ちゃんの体軸の発達の重要性をくり返し述べました。体軸は運動発達の基礎であり、さまざまな運動や活動を支えます。また同時に、世界を捉える「軸」にもなります。私たちが「上」というとき、その方向は多くの場合重力と逆の方向をさします。軸ができて首がすわって頭部をまっすぐ保てるようになった生後3～4ヵ月の赤ちゃんは、からだで「上」を学習した、と言うこともできます。これは常時重力にさらされている私たちにとって、地球上で生きていくための最も重要な知識です。

さらに、赤ちゃんはコトバではなく視覚や聴覚をとおして空間関係を学習していきます。周囲を見回したり、動くモノを目で追ったりする機能は6ヵ月頃に完成すると言われています。頭部の向いている方向、すなわち目で見えている方向が「前」になります（図1）。また、物音が聞こえるとその方向に気づき頭と目を動かして音のする方を見ようとします。耳がとらえる音源の方向は「横」に相当します。赤ちゃんはコトバではなくからだと感覚で、原点と上、前、横を学習し、空間をとらえる基礎をつくっていることになります。

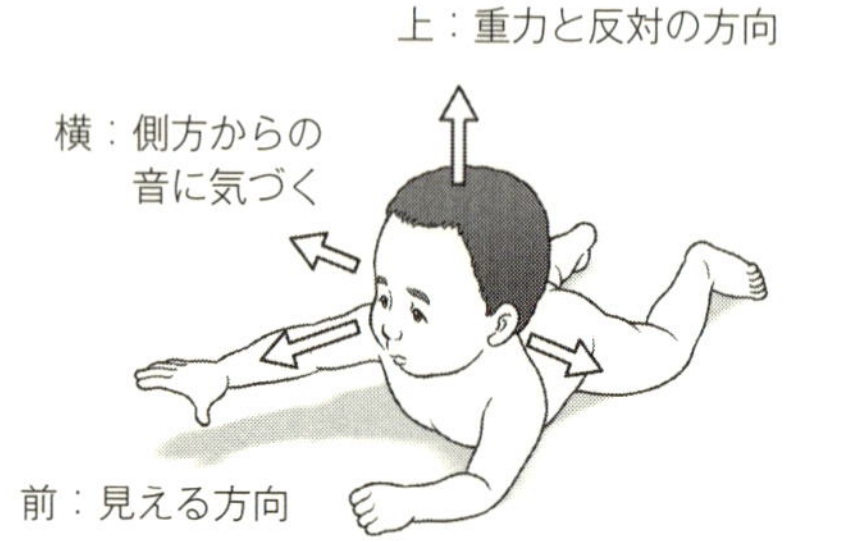

図1　乳児は感覚をとおして空間に気づく

からだを使って環境に働きかける

赤ちゃんは生後3ヵ月を過ぎると貪欲に環境を探索するようになります。手はからだを支える役割だけでなく、安定した体幹に支えられて環境を探る器官として働きはじめるのです。たとえば赤ちゃんは、まだ移動できないうちから、見たモノに何度も手を伸ばしてつかもうとします。この経験から、見えるモノとからだの空間関係、つまり自分の手が届く範囲を知ることになります。つかんだものを口に入れる遊びは、モノの見え方と表面の手触りや重さ、舌触りなどの情報を教えてくれます。食べることからは、味や固さ、温かさなどの情報が得られます。赤ちゃんは、ビニールや紙、畳や床など目についたもの、手に触れたものすべてを探索し、その特徴・特性を記憶していきます。能動的に外界と関わる遊びをくり返すことで、環境に関する知識を蓄えているのです。

書き換えられるボディイメージ

月齢が少し進んだ赤ちゃんのボディイメージについて考えてみましょう。

家具の隙間や容器の中に自分のからだを入れる遊びは乳幼児期によく見られます（図2）。赤ちゃんはこういった遊びを通じて、自分のからだの大きさを認識します。私たちは、どのくらいの隙間であればからだを通す

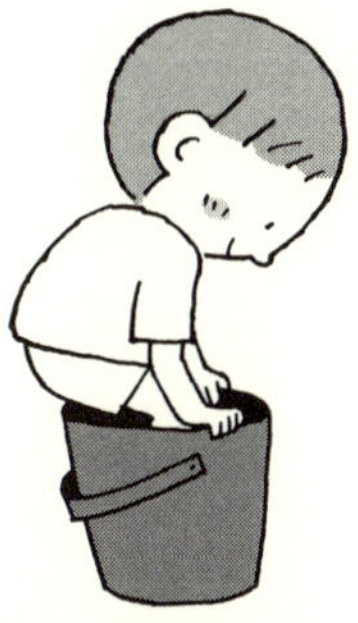

図２　幼児は遊びをとおして
ボディイメージを育む

バケツに入る遊びをとおして
自分のからだの大きさを学んでいる

ことができるのか、どのくらいかがめば頭をぶつけずにくぐり抜けられるのか、人混みでどう進めばぶつからずに歩けるのか、といった知識をもっています。これは乳幼児期から培われてきたボディイメージがもとになっています。

ボディイメージは不変のものではありません。たとえば久しぶりに訪れた小学校で、教室の椅子や机、鉄棒、ジャングルジムなどが記憶にあるものよりも小さいと感じたことはありませんか？　これはモノの大きさが自分のからだを基準に記憶されていたためと考えられます。ボディイメージは、生きていく限り使い続ける基準ではありますが、からだの変化によって書き換えられていくものでもあります。

またボディイメージには、何をどのくらいできるのかという、自分のからだの機能に関する知識も含まれます。私たちは自分がどのくらいの速さで走れるのか、どのくらいジャンプできるのか、どのくらい重いものを持ち上げられるのか、というような知識をもっています。

乳幼児期には、寝返り、這い這い、伝い歩きと運動機能が向上するたびに、ボディイメージも書き換えられていると考えられます。

からだを基準にする単位と概念

私たちが日常使っている単位などの量的な概念は、からだのサイズや機能をもとに体系化されているものが少なくありません。赤ちゃんがこれらの知識を得るのはまだまだ先ですが、その基礎になる感覚はすでに働きはじめています。

ここでは、からだと関係のある概念を少し先取りして考えてみましょう。

東西南北は自分のからだが向いている方向を基準に認識されます。方角を考えるとき、たとえば自分が南向きに立っている様子をイメージして、右が西、左が東、と確認している方も多いと思います。また、尺・寸・インチ・フィートなどの単位の起源は、からだの部位の長さであると言われています（図3）。メートルは地球の周径を、キログラムは水の重さを基準にした単位ですが、私たちは自分の身長や体重をもとにしてこれらをイメージします。「距離」は自分が歩いた「隔たり」として実感されますし、「速度」は加速度や視覚の感覚の変化として感じられます。モノの「重さ」はからだで感じる重力の大きさであり、「固さ」はモノから得られる手ごたえです。「十進法」は両手の指が10本

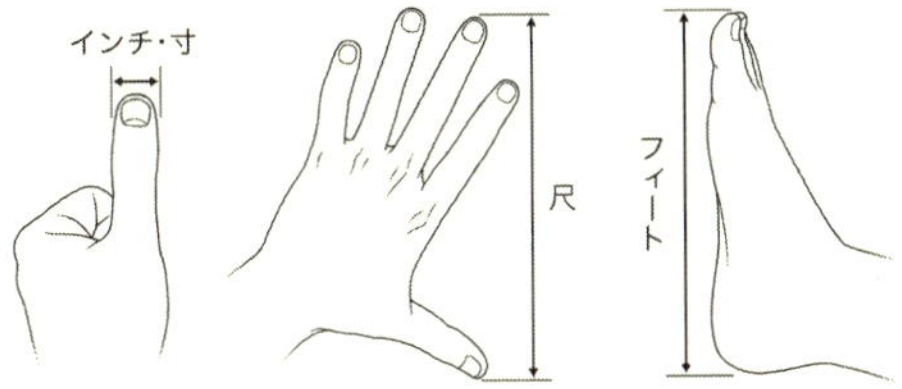

図3　からだのサイズが長さの単位になった例

であることから生まれた数概念です。このように概念をイメージするとき、私たちは多くの場合からだを参照しています。ヒトは共通のからだをもっているがゆえに、からだを基準にした概念をつくる、と考えることもできます。

ヒトがつくり上げてきた概念やコトバの根底にはからだがある、と考えられます。だから、幼児期には、からだを使ってたくさん遊び、からだを基準にして世界を感じとる経験を積み上げておくことが非常に大切です。これらの経験を分類し、名前をつけ、客観的な概念としてまとめていく作業が就学後の教科学習であるとも言えます。しっかり遊びこまずに早期に教科学習を開始してしまうことは、からだで学ぶ大切な機会を失ってしまうことになりかねません。子どもの仕事は遊ぶことであり、子どもは遊びをとおして、からだで世界を学ぶのです。

2　からだとからだが響きあう
～コミュニケーションの原点としてのからだ

「まねぶ」子どもたち

本書では、子どものコミュニケーションの発達についてもみていきます。前作の単行本では、赤ちゃんの運動発達の道すじを詳しく説明しましたが、赤ちゃんは自分ひとりで運動機能を向上させているわけではありません。まわりの人に抱っこされ、世話され、励まされ、ほめられて発達しているのです。すなわち、他者と場を共有し、関わりあい、コミュニケーションしながら成長しているのです。ベテランの保育士からこんなことを聞いたことがあります。「子どもたちは、まねをしてさまざまなことを学びます。まねることが学びにつながっている。〝まねぶこと〟が大切だと実感します」。ここで言われている「まねる」こともコミュニケーションの一つにほかなりません。

この章では、コミュニケーションが運動の発達やスキルの学習とどうつながっているのかを考えてみたいと思います。

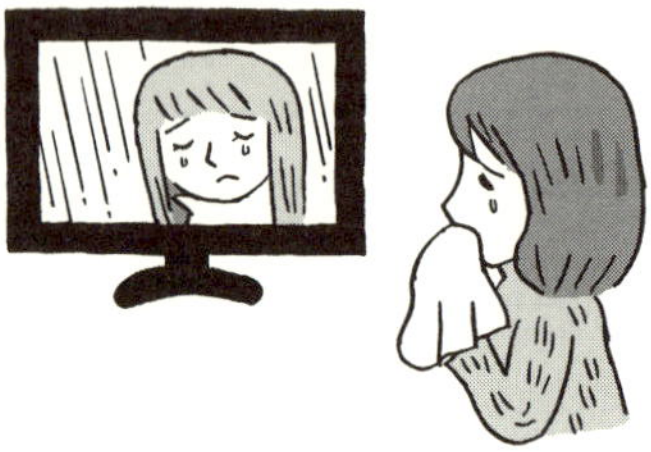

図1 「役者の演技」によって感情が伝わる

響きあうヒトのからだ

例えば、ドラマや映画で主人公が腕にけがをするシーンを見て、思わず自分の腕をかばってしまった経験はありませんか？ あるいは、感情をこらえ涙ぐんでいる役者の表情のアップを見て、自分の感情も高まってくることを感じたことはありませんか？（図1）役者は演技をしているので、実際に痛みを感じているわけではありませんし、現実の悲劇に直面しているわけでもありません。現実ではないことを理解していながら、私たちは役者の演じるキャラクターに感情移入してしまいます。ここでは「演技」という視覚的・聴覚的な情報を受けとることで、役者の感覚や感情が私たちに伝わり、それを共有していると考えられます。すぐれた役者は、表情・しぐさ・発声（＝からだと運動）をとおして、他者に感覚や感情を伝達できるのです。

役者に限らず、私たちはお互いのからだをとおして、感覚と感情を「共鳴させる」ことができます。激しく泣く赤ちゃんの声を聞けば、その苛立った感情が伝わりますし、誰かの怒鳴り声を聞けば、激しい怒りの波動が他者にも伝わります。ヒトはからだをとおして他者とダイレクトに感覚や感情を伝達・共有できるのです。

ミラーニューロンの機能

今日では、このような働きをつかさどる脳のしくみが少しずつ明らかにされています。1970年代にサルの脳で「ミラーニューロン」が発見され、「まねること」に関する脳神経学的な研究が発展してきました。「ミラーニューロン」とは、ある動作を自分が行うときにも、自分と同じ動作を他者が行う場面を見たときにも、どちらの場合でも反応する脳の神経細胞です。たとえばサルのミラーニューロンの一つは、サルが自分で食べ物をつまんだときでも、人間が食べ物をつまむ様子を見たときでも活性化します。簡単に言うとミラーニューロンとは、他者が行っている行為を見て、あたかも自分が同じ行為をしているように感じとるシステムです。この細胞はヒトの脳にも存在することが確認されており、今日ではコミュニケーションや社会的な活動に重要な働きをしていると考えられています（ヒトの場合は単一の神経細胞ではなく、脳の他の領野とミラーニューロンがネットワークをつくっていると考えられており、ミラーニューロンシステムと呼ばれています）。

覚醒していれば、生後間もなくの赤ちゃんが、対面している大人の表情をまねることはよく知られています。胎児期からすでにミラーニューロンシステムの一部が働いていると考えられます。私たちのからだには「他者と響きあうしくみ」が生まれつき組み込まれており、お互いのからだを共鳴させると同時に感情をも共有できる、ということができます。

初期のコミュニケーションの発達

授乳のとき、見つめ合うお母さんと赤ちゃんの間で、生まれて初めてのコミュニケーションが成立します。乳房を吸いながら見つめ合う距離は、赤ちゃんの未熟な目でも焦点を合わせやすい間隔です。お母さんの皮膚の心地よい触覚、聞きなれた声、空腹が満たされていく満足感。授乳中は親子が最もリラックスし、充足される場面です。見つめ合う目と表情をと

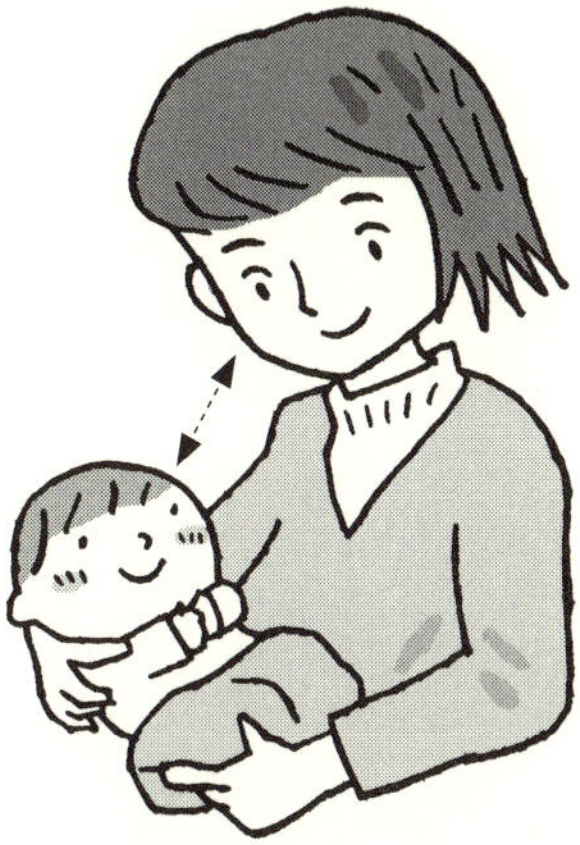

図2　一対一のやりとり「二項関係」

おして母と子の感情が伝搬します。このような二人の間で交わされる、一対一のやりとりは「二項関係」と呼ばれています（図2）。

ちなみに自閉スペクトラム症の特徴がある赤ちゃんの場合、この時点から行動に差異が生じる場合があります。共感しにくく原因がわかりにくい子どもの感情の高ぶりに、母親が戸惑うことも少なくありません。あるいはまったく逆に、赤ちゃんが母親と響きあうことを求めないために「乳児期はまったく手がかからなかった」と振り返るお母さんもいます。このような子どもたちは他者と「響きあいにくい」からだをもっているのかもしれません。

指さしからはじまる三項関係

3ヵ月を過ぎると赤ちゃんは手を伸ばしてオモチャをつかんだり、つかんだものをじっと

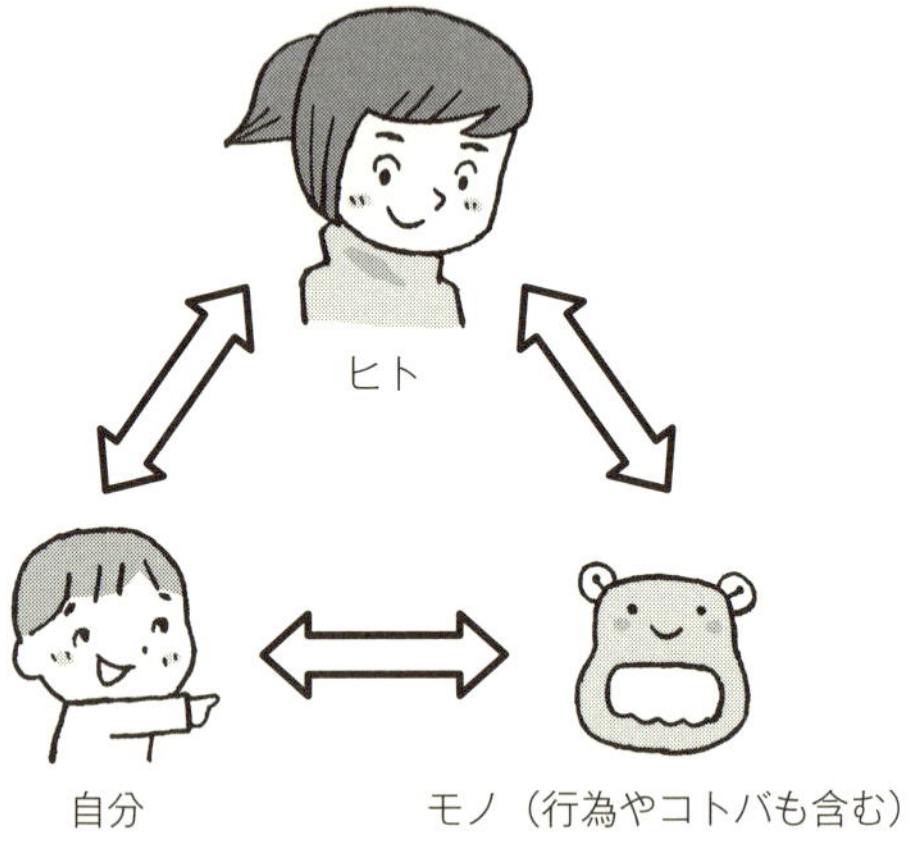

図3　「三項関係」

見つめたりできるようになります。一つのモノと赤ちゃんの一対一の関わりがはじまります。この関係性も二項関係と呼ばれます。しかしこのとき、お母さんが赤ちゃんに関わりはじめると、赤ちゃんの意識はオモチャから離れてしまいます。この時期の赤ちゃんは、モノとヒトの両方に同時に意識を向けることが難しく、あくまでも「二項」間の関わりに止まっています。

　この関係性が変化するのは9ヵ月頃からです。赤ちゃんは、お母さんの視線が自分ではなく他のモノに向いているとき、その視線の先を見ようとします。お母さんと同じモノを見ることができるようになるのです。この現象を「共同注視」と呼んでいます。さらに12ヵ月前後の赤ちゃんは、自分で持ったモノを大人に示したり、指や手でさし示して大人に注意を促したりできるようになります。ヒト・モノ・自分の三つの関係性を自由に行き来し、コントロールできるようになるわけです。この関係性を「三項関係」と呼んでいます（図3）。

三項関係を獲得したということは、コトバを学習する基礎ができたということでもあります。大人がコトバや道具を使う場面を見て、その使い方や意味がわかる、すなわち、大人と同じモノを共有し、その概念を共有できるようになったからです。この過程にもミラーニューロンシステムが関係していると考えられます。

まねしてスキルを身につける子どもたち

子どもたちの「まねび」にミラーニューロンシステムが働いていることは疑いないと思われます。大人と同じように自分もしたい、一人でやってみたい、自分にもやらせろ！　と子どもは強く要求してきます。その上、同じようにできないとかんしゃくを起こしたりします。大人が箸を使うのを見た子どもが、どうにか自分も箸を使おうとして両手に一本ずつ持って食べ物を挟んだり、二本で突き刺して使うことも、よく見かける光景です。しゃべりはじめた子どもは、聞いたコトバをすぐにまねして発音します。

ヒトの生活動作や社会的な行動は、このようにして子どもたちに伝わり、集団内で共有され、引き継がれて、文化・文明をつくってきた、と言えるかもしれません。

現代のコミュニケーション

現在は、通信機器の発展に伴って、他者とのコミュニケーションに急激な変化が起きています。他者と直接対面して話すよりも、スマホの画面に向かってメールやSNSを打ち込む時間のほうが長い人も多いことでしょう。赤ちゃんとの大切な二項関係の機会である授乳中に、スマホの操作に夢中になっているお母さんも最近よく見かけます。また子どもたちは携帯ゲーム機の通信機能を使って、モニターの中の仮想キャラで交流しています。公園のベンチや室内で、横に並んでそれぞれのゲーム機を黙々と操作するのが、最近の子どもたちの遊んでいる姿です（図4）。

そこで使われているのは、視覚と聴覚と指先の感覚のみであり、「からだで響きあう」交流が欠落しています。現代はミラーニューロンシステムを本来あるべき姿で使うことが非常に困難な時代になっている、と言えるかもしれません。

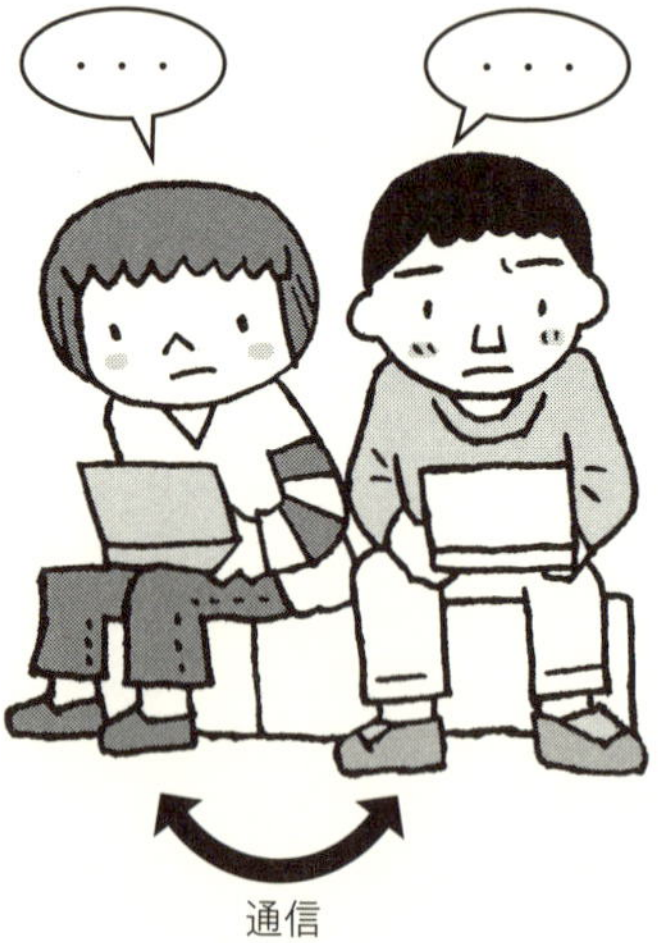

図4　現代の子どもの「コミュニケーション」

第3章

運動発達と「食べる」
＝乳児期前半

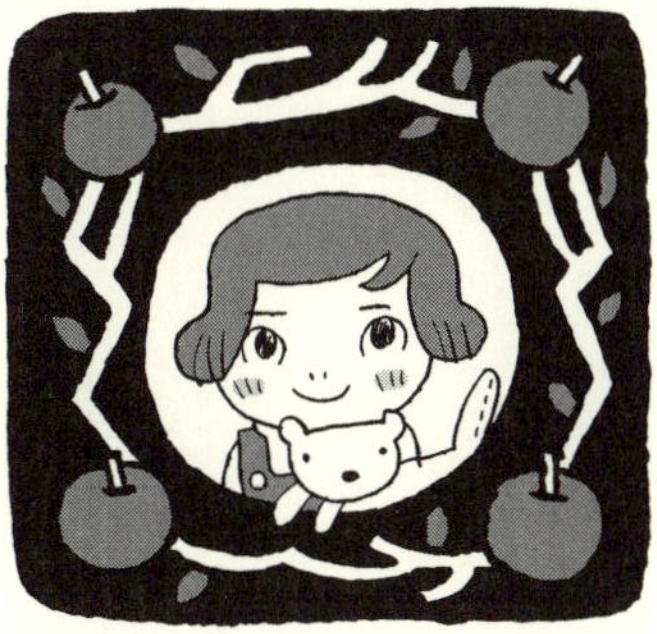

1　生まれて間もない頃の運動と口の働き

背骨によって発達する

子どもの成長・発達をみるとき、おもちゃの持ち方や指のつかみ方、立ち上がれるか、歩けるかなどの運動能力に注意を向けることが多いかと思います。手の機能、歩行能力、姿勢の発達には、背骨（脊柱）が重要な役割を担っているのですが、なかなか背柱の動きや全体の形状まで確認することは少ないでしょう。どのように脊柱が発達するのか、あらためてみなおしてみましょう。

人は、胎内で発育し、生まれてからも成長し発達しますが、この過程は脊椎動物の発生過程をくり返しているとも言われています。その脊椎動物は、3億5千年前のデボン期に海中に生まれましたが、脊椎を動かして泳ぐことで推進力を高め、その他の生物よりも素早くそして正確に目標に向かって移動できる（泳げる）ようになりました。この能力によって獲物を捕ることも、そして外敵から素早く逃れることもできるようになったおかげで、脊椎動物が全盛期を迎えることになりました。その後、一部の脊椎動物は陸に上がって、両生類、爬虫類、哺乳類へと進化しました。海や川の中ではからだをくねらせて進むことができますが、陸に上がった動物は、自由に動くために、頭とからだを重力に抗して前脚と後脚で支え、持ち上げながら這って移動しなければなりませんでした。3万年前に生まれた現生人類は、からだをまっすぐに起こし、二本脚で立って歩けるようになることで、手を支えから解放して手の感覚を発達させ、手指を使って細かな作業や道具を使いこなせるようになりました。

人のからだの構造をあらためてみてみましょう。からだの中心は、図1のような頭蓋骨、脊柱（頸椎、胸椎、腰椎、仙骨）、そして肋骨などによって構成されていますが、この部分を「体軸」と言います。この体軸は、重要な役割を担っているわけですが具体的には、①からだを支え姿勢を保つ、②立ちあがり歩くことをスムーズにする、③器用に手を使う、④頭部に

図1

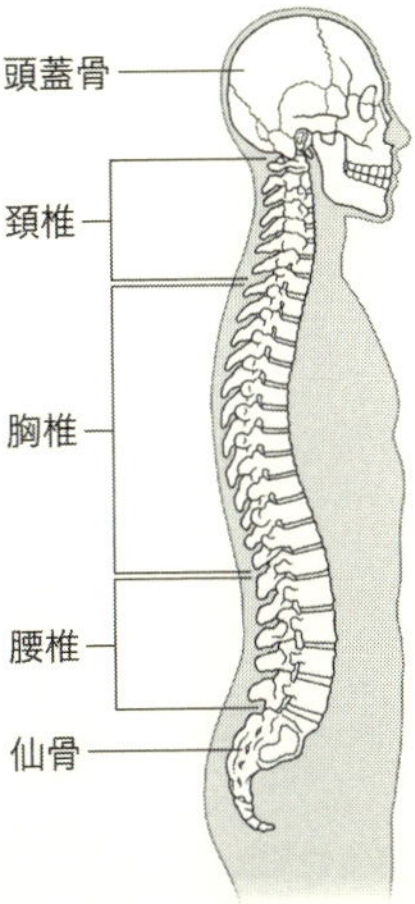

ある目、耳、鼻の感覚器官の働きをサポートする、⑤脳、脊髄、内臓などを硬い骨で保護する、⑥呼吸する、噛み、飲み込むときに使う筋肉を支えるなどです。このように、体軸には、ひとの動作や活動を保障するうえで大切な働きがあります。

寝違えて首に痛みがあると、上記の②、③や④などに問題が生じて、何気ない日々の動作に困って、初めて頸椎や胸椎の動きの大切さに気づいた方もいらっしゃるのではないでしょうか。

生まれてから首がすわる頃まで

産科ではエコーを利用して、胎内の胎児の様子を誰にもはっきりわかる画像として見えるようになっています。胎内では重力の影響が少なく、からだをよく動かしています。4ヵ月になる頃には、指をしゃぶったり、羊水を飲んだりとさまざまなことを行っています。ところが、生まれて間もないときは、これまで胎内で行っていた頭や手足を自由に動かすことができなくなってしまいます。それは、重力に打ち勝って、重い頭やからだを自由に動かすだけの力が育っていないからです。あたかも陸に上がりはじめた脊椎動物が、自由に素早く動けない状況とよく似ています。

体軸は、頭蓋骨、25個の脊椎などが連なって構成され、1本のしっかりした柱として姿勢を保つ役割を担いながらからだを曲げたり回旋したりと柔軟な動きも兼ね備えています。

ところが、生まれて間もない赤ちゃんは、体軸を1本の軸として保てないために、頭を動かしておもちゃを見つけたり、お母さんの声のする方向を向いたりすることもできません。

赤ちゃんが胎内にいるときは、お母さんから胎盤をとおして栄養も酸素も与えられ、体温も保たれ守られていましたが、胎外に出た途端、生まれると同時にオギャーと泣いて自ら空気を取り込み呼吸しはじめ、自らの力で乳首をさぐり、吸いついておっぱいを飲むなど、実に厳しいストレスに打ち勝って危険を乗り越え、新しい環境に適応していく能力を獲得していきます。

姿勢・運動の発達

生まれて間もない頃は、仰向けでも、うつ伏せでも、図2①のように、顔は右か左かどちらか一方を向いて、腕や脚は曲げてからだに引きつける姿勢をとっています。頭・首は反ってどちらかに傾き、一方を向いています。からだの軸をまっすぐに保てないため、全体的に非対称な姿勢しかとれない状態です。

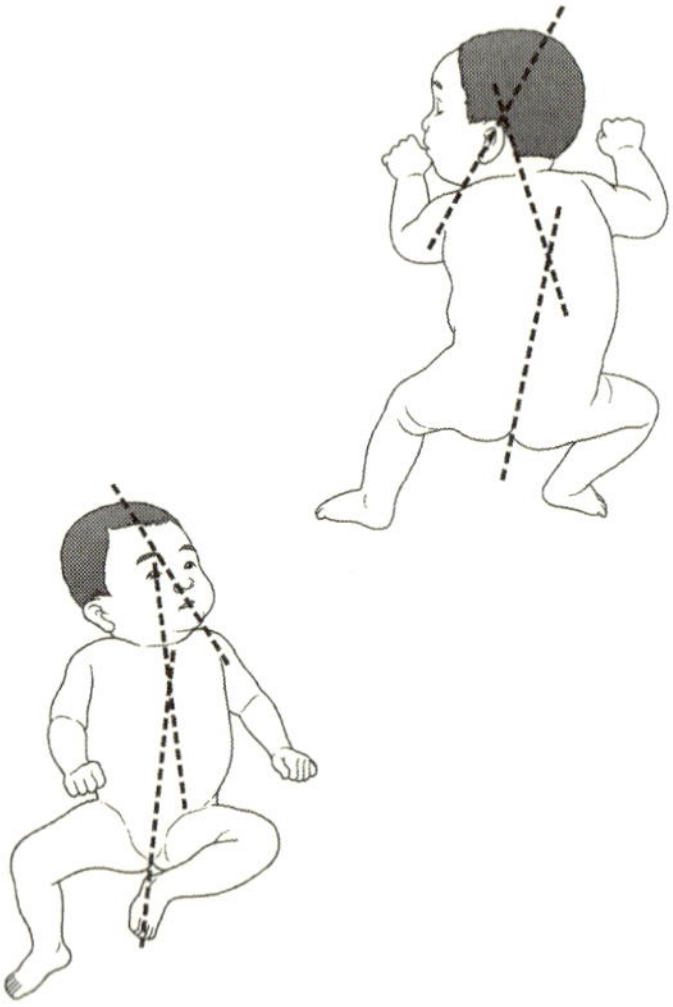

図2-①

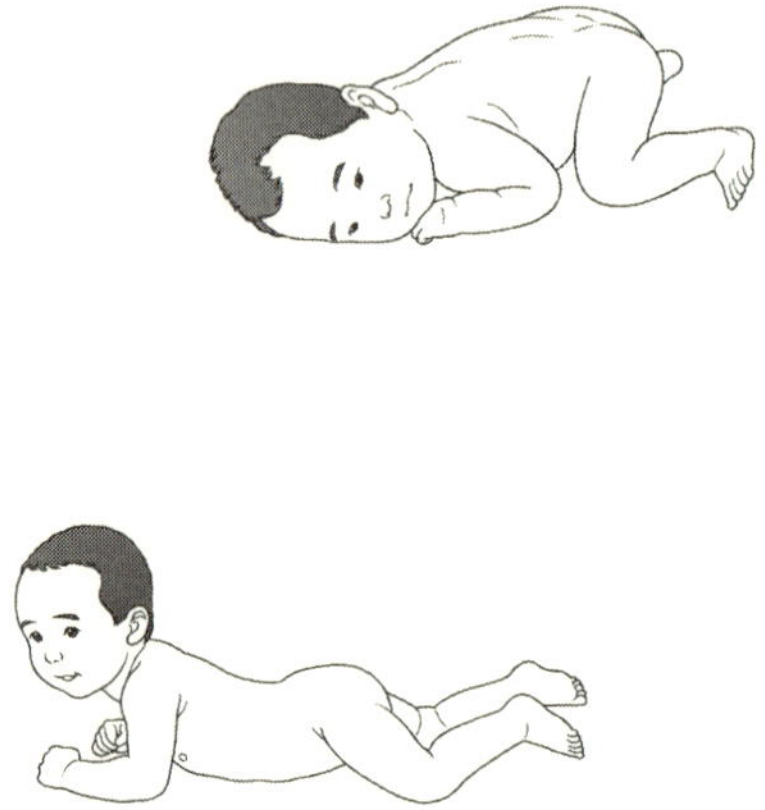

図2-②

服を着ているときは目立ちませんが、沐浴するときなど、お湯の中でからだが浮いて不安定になると、びっくりして手を大きく開き、次につかまるように手足を縮めるモロー反射が出てしまい、思いがけない急な動きで落としてしまいそうになることもありますので、注意が必要です。着替えるときやおむつを替えるときなどは、手足を活発に動かしますが、姿勢を保つ力が弱いために、からだがグラグラと動いてしまうこともあります。

　生まれて間もない頃のうつ伏せの姿勢は、図2①、②の上図のように非対称な姿勢しかとれません。顔から胸にかけて体重がかかっているため、からだの割に大きくて重たい頭を、腕で支えて持ち上げることはまだできません。そのため肩が上がり頭にくっついているように見えます。そして体重がかかっている腕よりも脚の方が動かしやすいのです。

2ヵ月になる頃には、手脚を曲げて縮める緊張が少しずつ緩み、腕や脚がからだから離れ、少しずつ伸びてきます。頭・からだ・骨盤の体軸がまっすぐに近づき、手首から腕（前腕）でからだを支え、胸を床から少し浮かして頭を持ち上げることができるようになってきます。

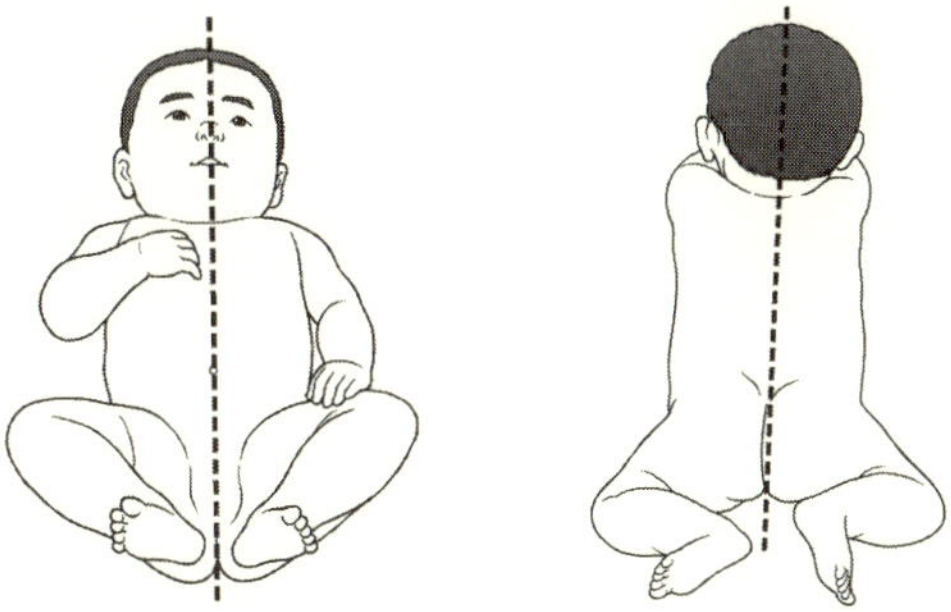

図3

3ヵ月になる頃には、図3のように、頭・からだ・骨盤までの体軸をまっすぐに保つことができるようになってきます。顎を引いて首を伸ばすこと（頸椎から上部胸椎までの軸を伸展）ができるようになり、体軸をまっすぐに保ち、頭を回旋することもできるようになります。そのため頭を動かして180度（左右90度ずつ）の範囲を目で追うことも、また正面でも頭を止めておもちゃやお母さんの顔をしっかり見つめることもできるようになります。音を聞いてお母さんの方に振り向いて見つけられるなど、頭についている感覚器官を有効に使いこなせる基本が発達してきます。

うつ伏せ姿勢では、両肘で均等に支え（実際は上腕骨の内側）、下の方は下腹部（恥骨結合あたり）で支えるようになり、体軸をまっすぐに保ちながら頭を持ち上げられるようになります。

このように対称的な姿勢がとれ、頭や前腕や手を支持面の外に出すことができるため、より自由に動かせるようになってきます。見つけたものを「つかみたい」、「なめたい」という意欲が高まり、顔を近づけよう、手を出そうとする動作で体重移動が生じ、対称的な姿勢から、重心が左（または右）に移り、その側の支える力が強くなり、もう一方の手はつかむために伸ばしやすくなってきます。このような経験をくり返しながら、左右の上肢で支持と操作を使い分ける能力を学習していくのです。

新生児期の仰向けは、腕や脚は曲げてからだに引きつける姿勢をとっています。頭・首は反ってどちらかに傾き、一方を向いています。体軸をまっすぐに保てないため、全体的に非対称な姿勢しかとれない状態です。それでも目覚めているときは、お母さんの声かけに応えて声を出したり、しっかりとお母さんを見つめることができます。

2ヵ月頃になると、まだ完全ではありませんが、体軸が少しまっすぐになってきます。お母さんを目で追ったり、手をなめたりと遊ぶことが増えてきます。

3ヵ月になると、図4のように、顎を引いて頭の軸とからだの軸をまっすぐに保てるようになります。この頃には重力に抗して腕を持ち上げ、胸の前で手と手を合わせたり、手を口に持っていってなめたりすることもよく行います。骨盤を保ちながら脚を持ち上げて保つこともできるようになっています。この姿勢は、その後の座る、這うときに共通する重力に抗した姿勢の基本となります。

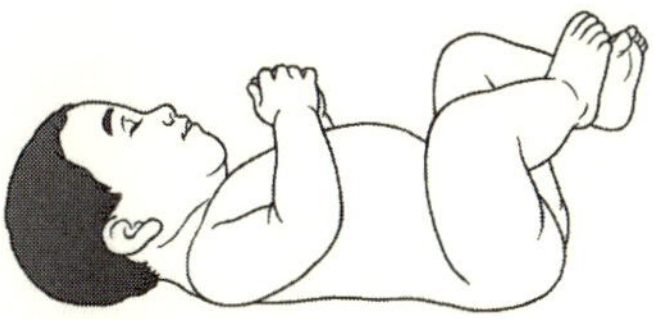

図4　3ヵ月の仰向け

首がすわり、おっぱいも上手に飲める

胎児は20週にもなると、指しゃぶりや羊水を飲んだりしています。生まれる前からおっぱいを飲む準備をしています。そこで生まれてすぐに、口の周辺に乳首が触れると、反射的に頭を動かし（探索反射）、しっかりと口にくわえて吸うこと（吸綴反射）ができるようになります。赤ちゃんは、こんなに強く吸えるのかと思うぐらい力強く吸いつきます。おっぱいを飲むときは、口だけでなく首やからだ全体に力を入れて吸っているのです。そのため、20分も哺乳すると疲れて呼吸が乱れてきます。頭を動かし、力強く吸う哺乳動作は、同時に首やからだの筋肉を強くする機会にもなっています。

図５

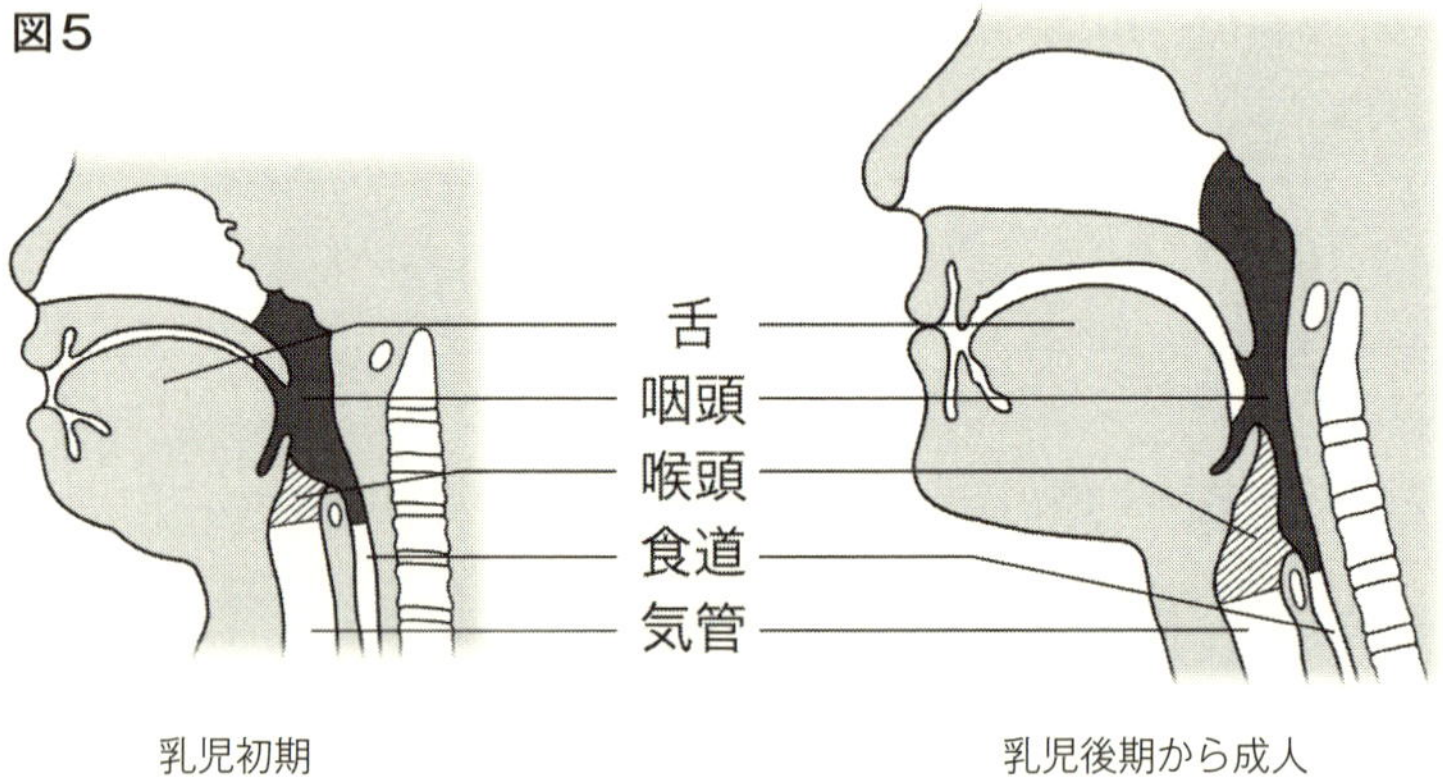

　赤ちゃんは、手をしゃぶり、口に触れたタオルやシーツを吸って遊んでいますが、手でおもちゃを持てるようになると必ずと言ってもいいくらいに口に持っていってなめるようになります。これらの遊びは、吸啜反射を弱め、敏感な口の感覚を緩めて、おっぱい以外の食べ物を食べる準備となる大切な遊びです。またこの遊びは唇や舌、顎などのさまざまな動かし方をおぼえ、離乳食を噛んで食べることやいろいろな声を出せる練習にもなっているのです。

　赤ちゃんの口は、図５のように、成人と比べて口の奥から気管の入り口まで（咽頭：黒塗りの部分）が狭く、気管の入り口（喉頭：斜線の部分）が高い位置にあります。そのため気管を閉じなくてもおっぱいを飲み込めます。この飲み方を乳児嚥下と呼んでいます。

3ヵ月を過ぎて、頭とからだを重力に抗して支えられる（体軸の軸伸展）ようになると、喉頭の位置が下がり、咽頭が広くなってきます。このことは、空気の通り道と食物の通り道が一緒になるために、飲み込むたびに気管を閉じて、食べ物が気管に入らないように呼吸を止めなければなりません。この飲み込み方を成人嚥下と言います。

発育に伴い、喉頭が下がり、咽頭腔が広がることは、飲み込み方が変わってくるだけでなく、唇や舌などの複雑な動かし方ができるようになり、その結果いろいろな声（喃語）が出せるようになります。そこで親との声や表情、そして手やからだの動きによるやりとりが一層広がってくるのです。

頭を自由に動かし、止めること（首すわり）や、腕で支えてからだを持ち上げるなどの「運動」と、見る・聞く・触る・つかむなどの「遊び」、そして「食べる」ことは、それぞれ単独に発達するのではなく、相互に影響して高めあいながら発達していきます。

昔の人は、「よく食べ、よく遊び、よく寝る子は、よく育つ」と言っていましたが、このことをうまく言い当てています。さらに、赤ちゃんの発達には、もう一つ親とのコミュニケーションも欠かすことができません。目と目を合わせ、声をかけながらやりとりする時間を大切にしてあげましょう。

2　体軸のさらなる育ち　3〜5ヵ月

〜「対称性」〜「片側支持」の獲得と、この時期の遊びについて

「対称性」という要素を獲得する運動発達の重要な節目＝3ヵ月

生まれて間もない頃の赤ちゃんは、どちらか一方を向いて、全体的に非対称な姿勢しかとれない、ということを第3章－1で触れました。それは、「体軸」をまだまっすぐに保てず、姿勢そのものが、不安定な状態にあることが背景にあります。それが2〜3ヵ月頃にかけて、徐々に頭・体幹・骨盤までの「体軸」をまっすぐに保てるようになってきます。その「体軸」の育ちが、3〜5ヵ月頃の運動発達にどのように関連しているのかを説明し、この時期にできる「遊び」についてお話しします。

体軸の育ちと対称性の発達＝3～4ヵ月

赤ちゃんが、新生児期の非対称な姿勢から、徐々に対称的な姿勢が保てるようになっていく過程できっかけになる重要な要素は、「ほしい」「つかみたい」などの「モチベーション（意欲）」です。「見よう」とすることで、顔を向けた側の腕や脚が一緒に動いてしまいやすい時期から、3ヵ月頃には顔を正面に向けることも、頭だけを見たい方に向けることもできるようになってきます。

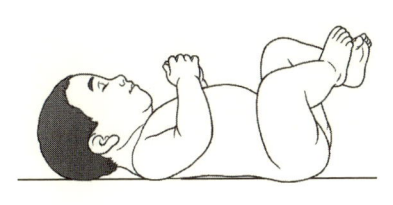

図1　仰向け　3ヵ月

3ヵ月頃の仰向けでは、左右の手を胸の前で合わせたり、手を口元にもっていき、なめたりします。そして「ほしい」「つかみたい」という気持ちは、手だけでなく目や口、足も使って、全身で物を捉えようとするのです（図1）。このとき、顎を引いて頭から骨盤までの体軸をまっすぐに保てるようになる、いわゆる軸伸展ができることで、肩がさがり、肩甲骨は床に着いて支えています。脚は股関節も膝も大体90度くらいに曲げて、左右の足の裏を合わせるよう

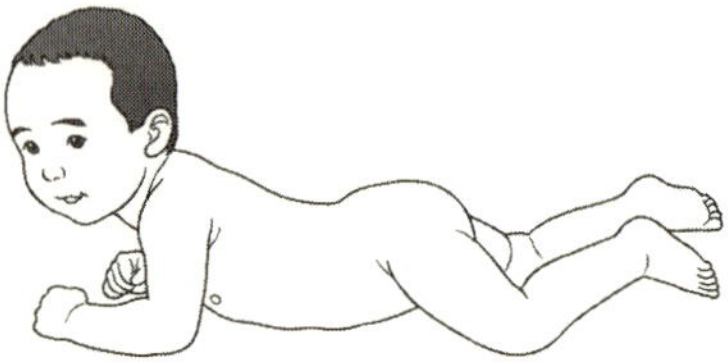

図２　うつ伏せ　３ヵ月

にして物を捉えようとします。こうして、体軸を身体の真ん中（すなわち正中線上ということ）で保ちながら、左右の手足が出会い、「対称的」な活動を経験するのです。この頃のうつ伏せでも、「見よう」として、両肘で左右均等に支えて、頭を上げられるようになります（図２）。これも、顎を引くようにして身体の軸をまっすぐに保てるようになったことと、肘は肩よりも前に出て肩甲骨がさがるような、腕と肩の支える力、いわゆる支持力によって実現しました。この時期の姿勢には、「座る」「立つ」などに必要な体軸の保持や上下肢（腕や脚）の支持力など、この先の運動発達の基礎となる要素がたくさん含まれています。

対称性から新たな段階「非対称」と片側支持へ＝４．５～５ヵ月

３ヵ月の頃には、正中位で頭を止めて見つめることもできると同時に、左右90度くらいずつの範囲を目で追う（追視）こともできるようになっています。お母さんを見つけて目で追っ

たり、お母さんの声や物音がどこから聞こえてくるのか、探して見つけられるようになります。「見よう」「聞こう」と頭を左右に動かすことをきっかけに、左右に体重（支持）が移ることを経験します。

仰向けでは、目の前のおもちゃに手や足を伸ばして、全身で「つかもう」とします。4ヵ月頃までは、身体の右側のおもちゃには右手、左側の物は左手で取ろうとしていましたが、4ヵ月半を過ぎる頃には、身体の真ん中（正中線）を越えて反対側まで取ろうとします。それは、より遠く、より高いところまで手が届くからです。このときほしいものの方に顔を向けて反対側の手を伸ばすことで、体軸をまっすぐに保って、回旋することができはじめています。このことは伸ばした手の反対側の肩や背中に体重が移る体験があってできてきます。また股関節や膝を90度くらいに曲げて足と足で捉えようとしていた脚（下肢）は、5ヵ月頃になるとさらに遠くの物も取ろうとして骨盤を床から持ち上げるような動きができてきます。太ももや膝のあたりまで触ることもできてきます（図3）。

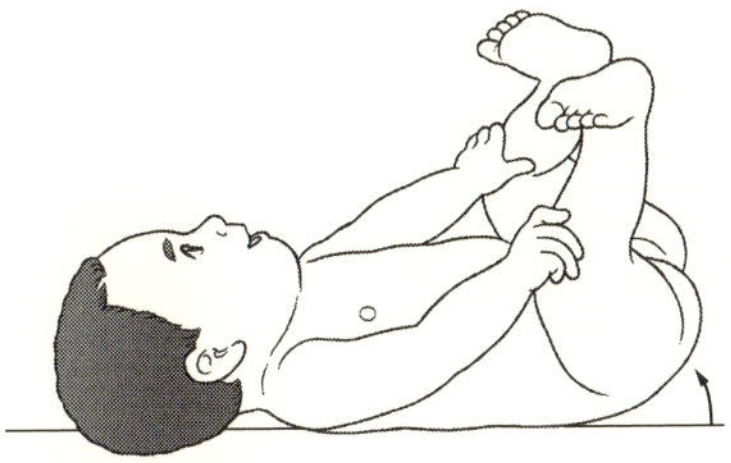

図3　仰向け　4.5ヵ月～5ヵ月

うつ伏せでも同じように、目の前のおもちゃを触ろうと試行錯誤しています。両方の肘で支えていた姿勢

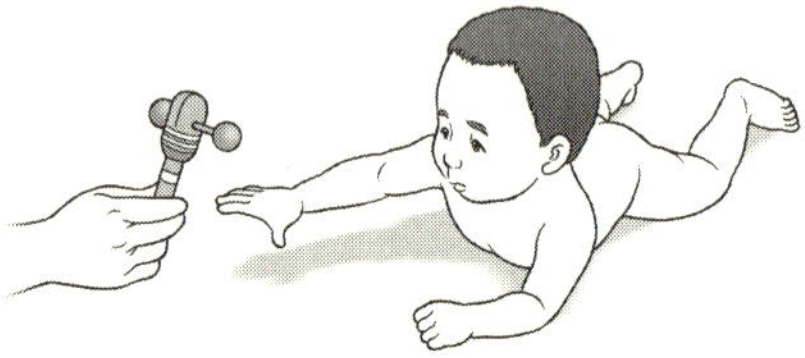

図4　うつ伏せ　4.5ヵ月

から、物を取ろうとして片手を伸ばすことで、支えがなくなり倒れてしまう失敗をくり返しながら、反対側の肘で支えて手を出せるようになるのです（図4）。赤ちゃんはほしいものの方を見続けながら、そちらの手を伸ばすことで、脊柱は胸椎のあたりまで伸展し回旋できはじめている、ということに注目です。

このような　仰向けとうつ伏せで共通に見られた、左右に体重（支持）が移る経験と体軸（脊柱）の軸伸展と回旋がこの先の移動運動のきっかけになっているのです。この時期の片側支持の姿勢には、「寝返り」や「這い這い」「歩く」など左右の異なる役割を果たす活動や、体軸を保持して左右の手足が「支える」「動かす」ことを交互にできて成し得る活動など、移動運動獲得の基礎となる要素がたくさん含まれている、ということです。

からだを動かすこと、触ること自体が「遊び」
ボディイメージの基礎づくりと離乳の導入へ

赤ちゃんがからだを動かすことの原動力は何でしょう。「見たい」「触りたい」気持ちです。「見る」力が、まわりの世界（人や物）に対する「興味」を沸き立たせ、さらにそれに「関わりたい」という「モチベーション（意欲）」を育てます。赤ちゃんは、「見よう」として頭を動かし、頭を持ち上げることをきっかけに動きはじめます。からだの動きとその動きから得られる感覚自体が「遊び」と言えるでしょう。床に寝た状態でいるのか、抱っこされているのか、によってまわりの世界の見え方やからだに受ける重力の感覚も異なります。その状態によって、自分のからだのどこで自分を支えているのか、人やものとどこがどのように接触しているのか、という情報がさまざまな感覚を通じて入力されていると考えられます。

たとえば「自分の手をなめる」「おもちゃを持ってなめる」などの遊びが盛んになってくる時期ですが、それは見たりなめたりすることで、「モノ」の感触を確かめていると同時に、手やさまざまな感触の「モノ」が口唇や舌、頬などに触れて動くことで、表情をつくり、声を出し、食べたり飲んだりする動きにつながります。つまりコミュニケーションや離乳の導入となる、大事な時期と言えます。そのような「なめる」遊びが、赤ちゃんの生理的な敏感さをゆるめ、いろいろな感覚に慣れる経験になり、口唇を使うことや口の中の感覚の育ちになっていくのです。また自分の「手というもの」の存在を意識するきっかけにもなっており、この先の手や指の操作の発達につながっていきます。5ヵ月頃、手で大腿（太もも）や膝の辺りまで触れるようになりますが、自分のからだを触ることをとおして「ボディイメージ」

の基礎をつくっているのです。

親（人）とのふれあいがコミュニケーションのはじまり

「からだを動かすこと、触ること自体が遊び」というと、赤ちゃんが自分ひとりで遊んでさえいればよいのかしら？　と思うかもしれませんが、そうではありません。自分が発した表現（動くこと、発声や泣くことなど）に応えてくれる人（特に親が重要）がいることが、赤ちゃんが外界に働きかける意欲につながっていきます。そのような経験が、親（人）以外の「モノ」へも興味を広げていくきっかけになるのだと思います。ですから、この時期の「遊び」は、この時期に経験してほしいからだの動きと感覚の体験遊びで良いのです。

たとえば、仰向けでは膝で骨盤をはさんで支えるようにしながら、手と足が触れるようにして遊んであげましょう（図5）。立て膝姿勢になって、大腿の上に座らせるようにすると、正面から話しかけながら手と口が触れるように遊べます（図6）。膝の上でうつ伏せ姿勢にさせることで、うつ伏せ自体に慣れる経験ができますし、おもちゃを見ようとして頭を上げることで、腕で支える経験ができるように促してみるのもよいでしょう（図7）。からだを動かされることや触られることに敏感な場合がありますので、いずれも目を見て話しかけながら、やさしく触って関わることが大切です。

この時期の「からだの発達」は、モチベーションが原動力となって、体軸の保持ができからだが安定し、腕や脚の支える力が備わり、目的に合わせて頭や手足を自由に動かせるようになることです。「体軸」が「動き」と「支え（支持）」の基礎になって外界との位置関係やコンタクト（接触）を図っていく、と考えると、「からだ」と「こころ」、「遊び」と「コミュニケーション」の育ちが関連しあっていくことが大切だということが見えてきました。

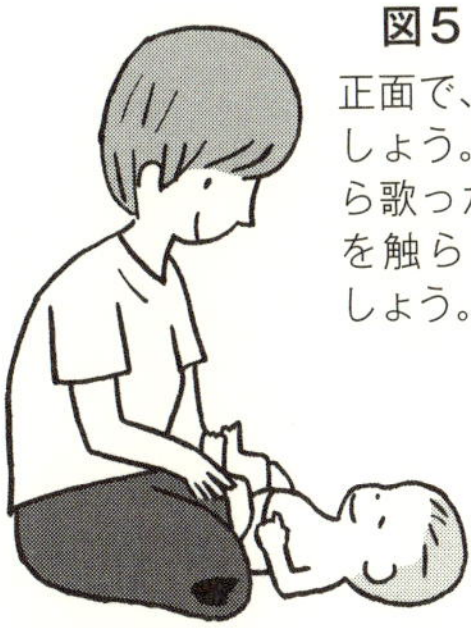

図５　手ー足協調遊び

正面で、顔を見ながら遊びましょう。手と手を合わせながら歌ったり、足と足、手と足を触らせながら話しかけましょう。

図６　立て膝だっこでの遊び

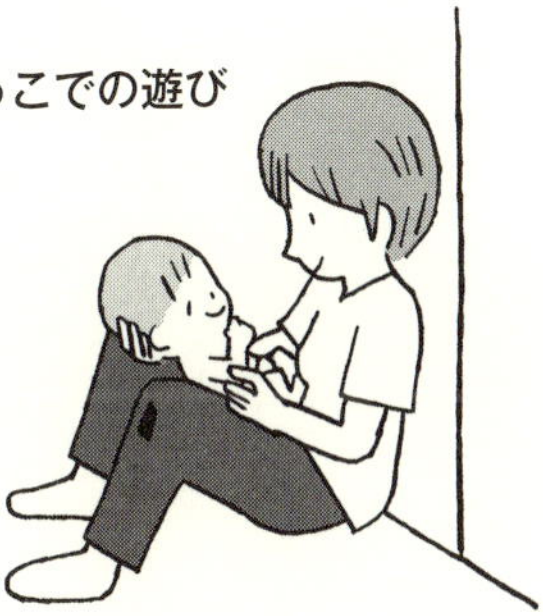

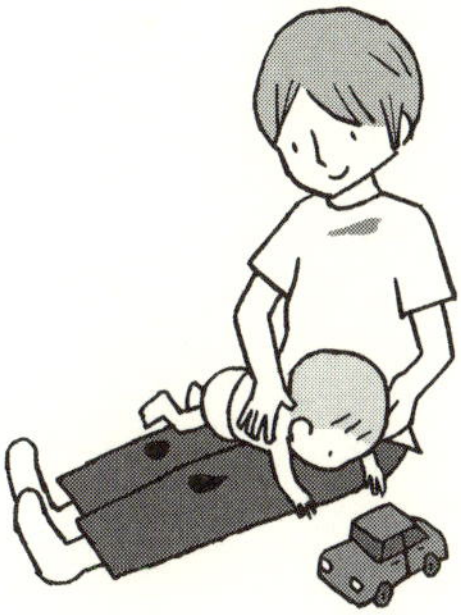

図７　膝上での うつ伏せ遊び

動くおもちゃをゆっくり動かしたり、音の出るおもちゃなどで遊んであげてください。赤ちゃんは、おもちゃを見ようとすることで、自然と腕で支える経験ができます。背中から腰のあたりに手をあてて、からだが安定するようにしてあげましょう。

3 「姿勢のつながり」と「空間のひろがり」 6～8カ月
～しなやかな体軸のもと

仰向け姿勢の完成

子どもは仰向けの姿勢で、手と手を合わせたり、足を持って口でなめたり、自分のからだの中でさまざまな感覚を使って遊んできます。つまり、「見ること」「触れること」「なめること」などです。これまでも触れたように自分のからだで遊びながら、さまざまな感覚を使って「ボディイメージ（からだの輪郭）」が育ってきます。

その基礎となるからだは、体軸が伸展・回旋し重心が左右に移ることを経験します。また肩甲帯が安定することで、より頭の方向にも重心を移動できるようになります。そこで腰・骨盤を床から持ち上げ、足指を口に入れて遊ぶなかでバランスがとれるようになります。7ヵ

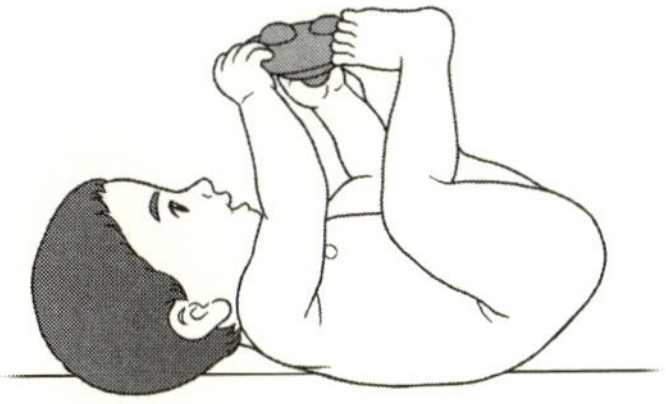

図1　安定して手足を空間で自由自在に動かす

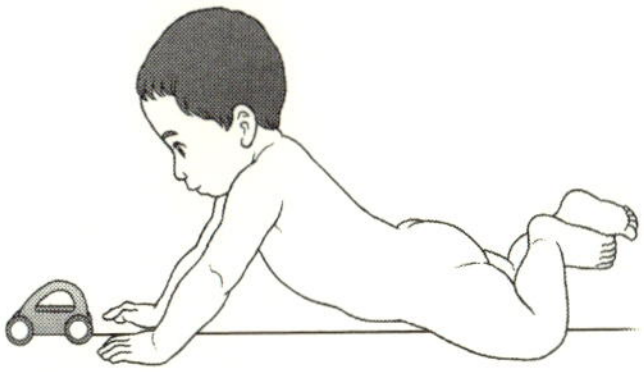

図2　おへそまで持ち上がり体軸は伸展

月頃には、からだがより安定し手足を重力に抗して床から持ち上げ、空間で自由自在に動かすことが可能となります。これが、「仰向け姿勢の完成」です（図1）。

今まで何度も触れてきましたが、子どもは、おかあさんを目で追って「見たり」、声や歌を「聞いたり」するなかで、興味・意欲「モチベーション」がわき、お母さんに「触れたい」、おもちゃに「触りたい」気持ちが原動力となり、姿勢や運動の発達が促されるのです。

うつ伏せでのさらなる高さ・空間への挑戦

同じ頃うつ伏せの姿勢では、視野に入ったもの、手や口で触れたもの、音・声など近くの物への関心が広がり、そこからもっと高いところへの興味が育つことでより体軸を持ち上げてくるようになります。すなわち対称性の手支持です（図2）。これまで両方の肘で対称的に支えていた子どもは、おもちゃを取ろうと左右に体重を移し、片方の肘で支え、もう一方の手を伸ばして取ることができるようになりました。もっと高いところに手を伸ばすためには、さらに両方の手で体軸を床から持ち上げることが必要になるのです。「見たい」「触りたい」という欲求でからだを反らすだけでは、手を伸ばしても高いところには届かないのです。つまり、今まで培ってきた体軸（脊柱）の伸展、顎を引き、おなかがしまって床から持ち上げることができるようになります。このとき、からだはおへそまで床から離れ、太腿（太もも）で支えるようになります。最初の頃はまだ両手で支えて左右に体重を移動させてもなかなか片手を離すことができずに、子どもは口でおもちゃを取ろうとします。両手が離れ飛行機のように空間で両手をばたばた泳がせるようなエアープレーンの姿勢が見られることもあります。また前のおもちゃを取りたくても手が届かずに、おなかを中心に横にぐるぐる回ってしまう、ピボットターンが見られるのもこの時期です。さらにおもちゃが取りたい子どもは、試行錯誤するなかで、肘の支えで前方に移動する（ずり這い）ことがみられることもあります。

姿勢のつながり〜しなやかな体軸

このように仰向けの姿勢でからだを丸めたり、うつ伏せの姿勢で伸ばすことで、体軸は竹のようにしなやかさをもちながらもまっすぐに保持できるようになるのです。第3章－1でも触れましたが、体軸（脊柱）は多くの脊椎が連なっていることをイメージしてください。じゃばらの蛇のおもちゃのようです。つまり体軸が伸展することとは、鉄の棒のように硬くまっすぐになることではなく、伸ばしたり曲げたり、回旋するなどなめらかさをもつことです。この体軸のしなやかさ、柔軟性をもつ伸展こそがこれからの這い這いやお座り、立つこと、歩くことに重要な要素となります。

そしてこの時期、子どもは仰向けからうつ伏せの寝返りができるようになります（図3）。最初の寝返りは、仰向けで足を持ち遊んでいた子どもがたまたま横にバランスを崩し、

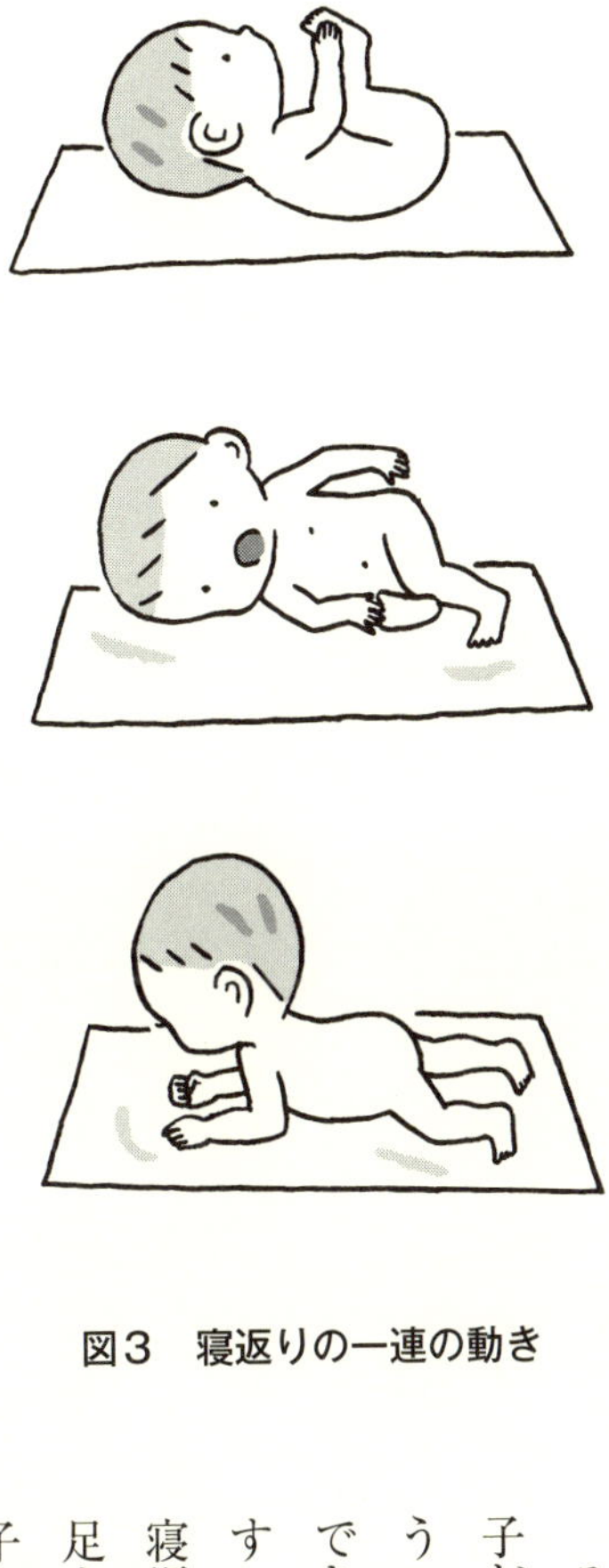

図3　寝返りの一連の動き

そのままうつ伏せになるようなパタンと倒れる感じです。その後徐々にスピードアップし、仰向けからうつ伏せへの滑らかな体軸の回旋を伴い、より確実におもちゃを取るという欲求を満たしていきます。

横向き（側臥位）の安定
垂直方向へのからだの起き上がり

７ヵ月を過ぎると、寝返る途中の横向き（側臥位）で止まり、その姿勢でしばらく遊ぶことができるようになります（図４）。とても狭い支持面のなかで支えて体軸を斜めに持ち上げ保持するという難しい姿勢です。しかし、子どもは悩むことなくさらっとこの姿勢で遊ぶことができるのです。おなか側の筋肉と背中側の筋肉が協調し合って働くことで、バランスをとり姿勢を保つことができるのです。この姿勢の発達が、体軸の垂直化のはじまりと言えます。つま

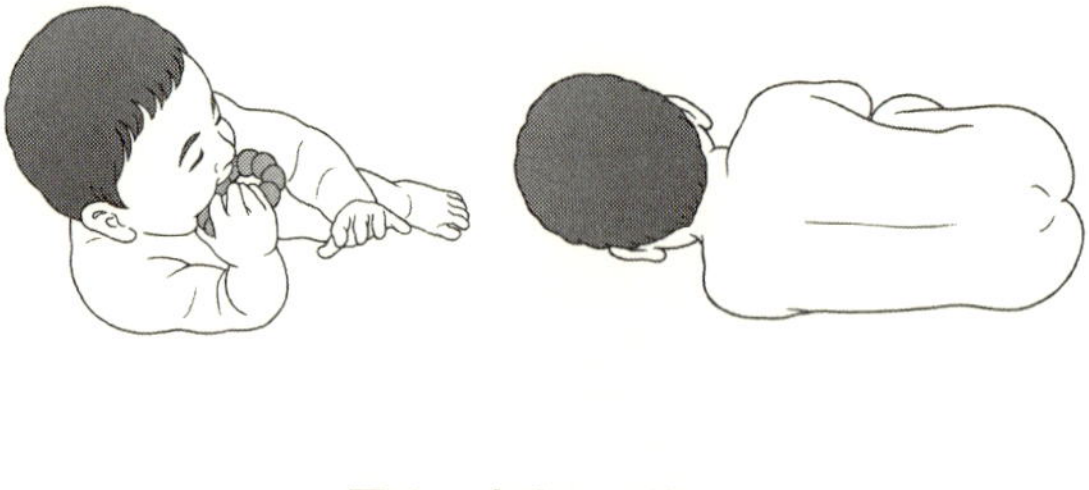

図４　安定して遊ぶ
体軸が伸展して、床から持ち上がる

り、横向きの姿勢のなかでも、より高いものに興味が出て、肘での支えから手での支えと床から体軸を持ち上げてくるのです。この姿勢で手を伸ばせば、今まで以上の高さや範囲に手が届くことができ、斜め上方やさらに体軸を回旋させることで、自分のからだよりも後ろに手が届くようになるのです。

お座り

6ヵ月頃、お母さんが「お座りができるようになりました」と言われることがあります。いえいえ、這い這いができない時期にお座りはできません。これは、自分からお座りになるのではなく、お母さんが座らせてあげると手をついて短時間座ることができ、支えていないと倒れてしまう状態です（図5）。子どもが自分一人で起き上がり座れるようになるのは10ヵ月頃になってからです。うつ伏せでしっかり体軸を持ち上げられるようになれば、お座りでも背中をまっすぐに伸ばし、おしりで支えられるようになります。子どもにとってお座りは、視点が高くなって、高いところや遠いところがよく見え、両手で遊ぶことができる大好きな姿勢です。しかし、体軸がまだしっかりしない時期から大人がお座りの練習をしてしまうと、からだを反り返らせてバランスをとる、背中を丸めて手で支えるために手が使えなくなるなど発達にとって良いことばかりではありません。姿勢の発達のなかで大切なことは、大人が座らせるのではなく、子どもが自ら座れることです。お座りへの姿勢変換については、のちに触れることとします。

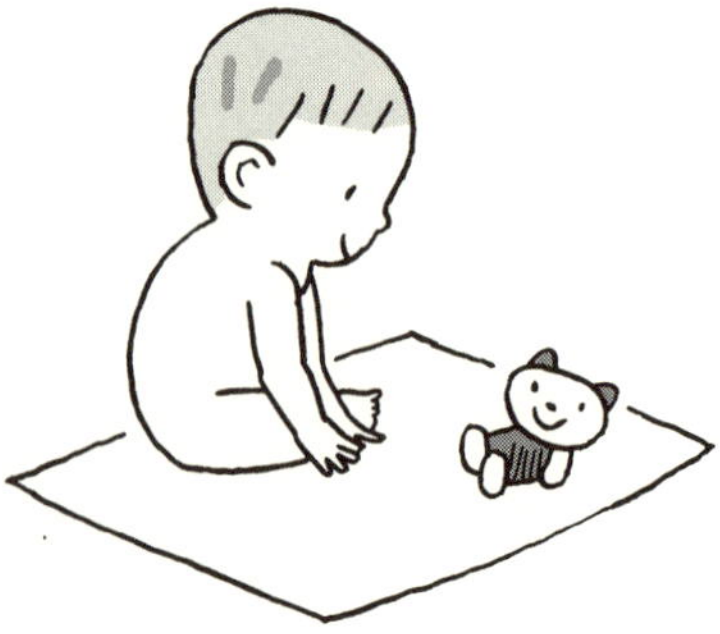

図５　６ヵ月の座位

空間における認識の形成

この時期、自分のからだの輪郭（ボディイメージ）をつくりながら、空間におけるからだの状態をも認識していきます。３ヵ月以降、左右対称的な姿勢を保つことで体軸の伸展が高まり、からだの真ん中（正中）が形成されます。このことが自分のからだにとっての「真ん中」「左・右」という概念の形成の第一歩となります。そして、徐々に自分のからだから外界に向かって手足を伸ばすなかで、どのくらい手を伸ばせばおもちゃが取れるかという「距離感」も育ってきます。

そして大切なことは視覚の発達もあります。赤ちゃんは６ヵ月頃に両眼視が完成すると言われています。両眼視が可能になったことで、距離感をしっかり認識できるようになるのです。そのおかげで離れたところや、高いところにあるおもちゃも、取りたいという意欲がより一層強まるわけです。

さらに右側のおもちゃには右手、左側のおもちゃは左手を伸ばして遊ぶなかから、からだの真ん中を超えて手を伸ばすことで、より遠く高いおもちゃを取る経験をし、「空間のひろがり」「空間でのからだの認識」につながっていくのです。またからだの真ん中（正中線）を超えて、左・右の手でおもちゃをつかむということは、左側に「見えた」ものを右手で「つかむ」というより難度の高い情報処理が脳の中で起きていることになります。視覚・運動の左右の連絡ができたことになるのです。このように運動の発達が認知の発達にもつながっていくのです。そして横向きの姿勢での遊びでは、空間の中でからだを垂直に持ち上げ保持することができるようになり、より高さがわかり、手が届く範囲が広がっていきます。つまりさまざまな姿勢で、手足を動かすことで、自分を取り巻くまわりの3次元の空間を知り、自分のからだと出会うことになります。

こうして、いろいろな姿勢で遊ぶことをとおして獲得したしなやかな体軸のもと、頭部が安定すると口腔周囲内の筋もしっかりして表情が豊かになりいろいろな発声のバリエーションも増えてきます。このように何気なく遊んでいる姿のなかに、想像できないほどのさまざまなつながりがわかると、この大切な時期に子どもと向かい合って遊ぶことの意義がみえてくるのです。

4 哺乳から離乳期前期の食べる力の発達について 6〜8カ月

反射による哺乳から能動的に食べ物を取り込む劇的な変化の時期

これまでに、安全に守られた胎内から重力世界に独り立ちした赤ちゃんは、からだを使った遊びやお母さんとのやりとりをとおして、運動機能だけでなく感覚、知的活動やコミュニケーションなども育ってくることをお話ししてきました。実は、私たちが日ごろさまざまな物を食べている力も、全身を使った活動に伴って生後獲得するものの一つなのです。生きていくために必要な栄養や水分を摂取する機能として「哺乳」は生まれながらに反射として備わっています。そこから約一年半（生野菜や肉が食べられるのは奥歯が生えそろう二年半）をかけて、必要な栄養をさまざまな物から摂取できるような食べる力が育ってくるのです。

また、私たちは一緒に食事をした人となかよくなったり、好きなものを食べると幸せを感じたりしますね。食事をおいしく食べることは、からだだけでなく心の栄養摂取にもなっているのです。乳幼児期から、おいしく、楽しく食べることは、からだと心が元気でいるために必要な「食べる力」と「食べる喜び」が育つ大切な土台をつくっています。

ここではまず、反射による哺乳からどのように食べ物を取り込む力が育ってくるのか、離乳期前半までの道すじをお話しします。

私たちはどうやっておいしく食べているのか

赤ちゃんの食べる力の発達についてみていく前に、私たちがどうやって食べているのかを確かめておきましょう。

「食べる」というと、噛んで飲み込むこと、と考える方は多いと思います。しかし、私たちは、ヨーグルトは口に入れるとすぐ飲み込みますし、プリンや豆腐は噛まずに舌でつぶしています。ハンバーガーは大きく口を開けて噛み取りますが数回噛むくらいでも飲み込めます。しかし、箸でひとつまみした青菜のおひたしは、数回では飲み込めません。このように無意識に、見たものに合わせて口の開き方を変え、口の中の感覚によって飲み込める状態になるまでの口の動きを変えています。そして飲み込める状態になると、ゴクッとのどから食道へ送り込んでいます。このときは、必ず口を閉じて、舌は上あごについて、呼吸を止めています。この飲み込み方が第3章－1でお話しした「成人嚥下」です。試しに唇を閉じないで、または舌を上あごにつけないで唾液を飲み込んでみてください。難しいと思います。

私たちは、目で見たものをそれまでの経験と照らし合わせて口の開け方を調節し、口の中の感覚でどう処理するかを感じ分け、飲み込める状態になったらきちんと食道に送り込む、という一連の活動をスムーズに行っているのです。つまり「食べること」とは、目で見るところから飲み込むまでなのです。そして、この活動には乳児期からの記憶や活動の積み重ねが大きく関与しています。だから、安心できる人と、おいしく楽しく安全に食べることが、赤ちゃんにも私たちにも大切なのです。

運動発達とつながる口腔内の感覚の発達と形態の変化

一方、生まれながらに備わっている反射による哺乳は、乳首をくわえたまま口を大きく開けて、舌は乳首にぴったりとつけて前後に動かして飲んでいます。これが「乳児嚥下」です。赤ちゃんの口や喉はこの乳児嚥下による哺乳に適した形になっています。しかし、わずか数ヵ月の間に体重は倍近くに増え、この構造はどんどん変化して大人に近づいてきます。3～5ヵ月頃になると、体軸が育ってくることで、頭や手足を自由に動かすことができてきます。そして、触ったものや自分の手を口に持っていってなめる遊びを盛んにするようになります。この「なめる遊び」によって生理的な敏感さがゆるみ、唇を使う経験を重ねて、口の中の感覚が発達していきます。このように自分のからだを使った遊びをとおして、からだや口を使う動きが増え、生まれながらの反射は弱まり、離乳開始の準備がなされていくのです。

能動的な口唇での取り込み（捕食機能）と成人嚥下の獲得＝離乳の第1段階

6ヵ月頃になると、目で物を追うだけでなく、お母さんが食べている物にも興味を示してほしがるようになります。乳首ではないスプーンで、おっぱいではないおもゆや野菜のペーストを口に入れることもできてきます。初めは図1左のように、哺乳と同じように口を開けたまま舌を前後に動かして飲み込もうとするため、口から漏れ出してしまいます。しかし、次第に舌を出さず、下唇を巻き込むように口を閉じて飲み込む動きが増え、やがて、図1中央のように唇をしっかり閉じてゴックンと飲み込むことができるようになるのです。お母さんの「おいしいね、上手だね」などのやさしい声かけや表情から、赤ちゃんは、安心しておっ

図1

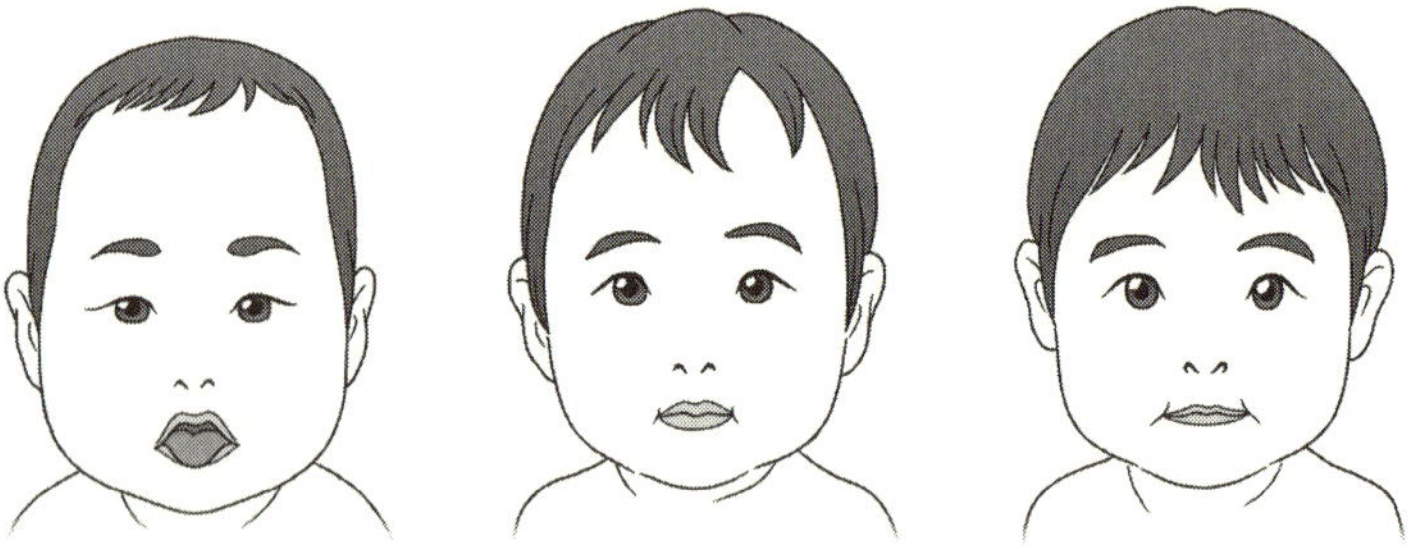

①離乳開始の時期　②口を閉じて飲み込む　③押しつぶし

ぱい以外の味覚をおいしいと記憶し、さらに興味を広げていきます。こうして、スプーンを近づけると自ら口を開き、スプーンからパクッと上下の唇で取り込み（捕食機能）、口を閉じてゴクッと飲み込む（成人嚥下）離乳の第1段階が育ってきます。反射による哺乳から能動的な食べ物の取り込みへの劇的な変化です。

赤ちゃんは、驚くような速さで口の使い方を獲得していきますが、同じように間違った動きも覚えやすいので、この時期の関わりかたのコツをお話しします。

お座りの発達にあったように、離乳を開始する6ヵ月の頃は、座らせると何とか座っていられますが、まだ安定していません。おしりで支えて、重力に抗して体軸をまっすぐに保つことが難しいからです。そこで図2に示すように抱っこや、ベビーラックの工夫をして、からだが安定して目や口が使いやすいようにしてあげましょう。おしりで支えやすいように、お母さんの太ももやタオルロールを赤ちゃんの膝からおしりに入れて、片方の太ももやタオルロールで背中やからだをサポートすると安定します。そして、食べ物はそのまま飲み込めるような、なめらかなペーストから開始していきましょう。

図2

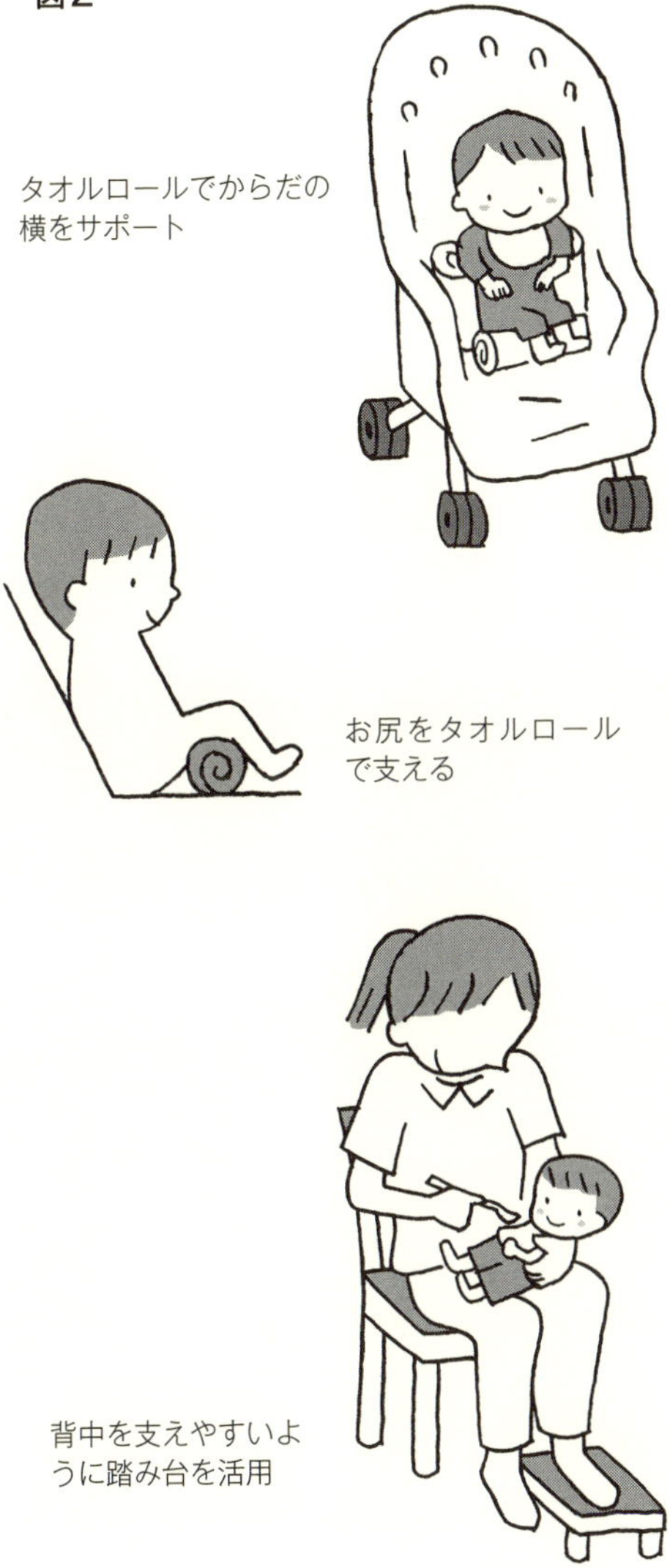

タオルロールでからだの横をサポート
お尻をタオルロールで支える
背中を支えやすいように踏み台を活用

また、スプーンは唇で取り込みやすいように、図3のようなホールが平らな小さいものを使い、図4左のように下唇にスプーンを当てて、赤ちゃんが上唇で取り込んでくるのを待ち、口を閉じたらまっすぐ引き抜くようにすると捕食機能が育ってきます。よく見かける食べさせ方に、食べ物がこぼれないように図4右のようにスプーンを口の奥に入れて、上唇にこすりつけて引き抜くことがあります。これでは、口を開けたままでも食べ物が入ってくるので、自分で唇を使って取り込むことを経験できません。私たちがさまざまな食べ物を口に入れるとき唇はセンサーとして働いています。試しに上唇を使わずにコップから水分を飲んでみてください。どのくらいの温度のものがどの

図3

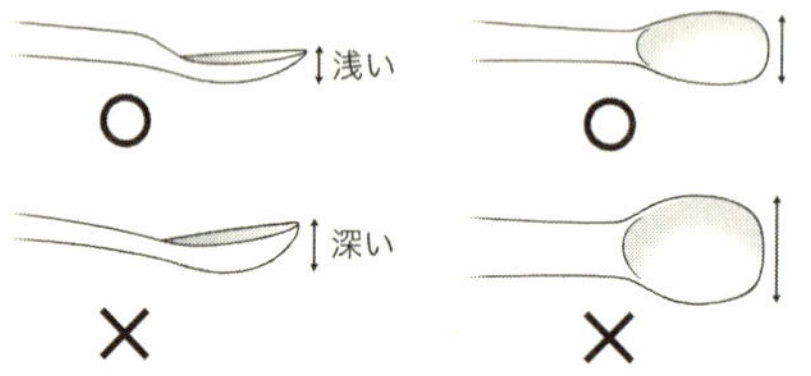
浅い
○
○
深い
×
×

図4

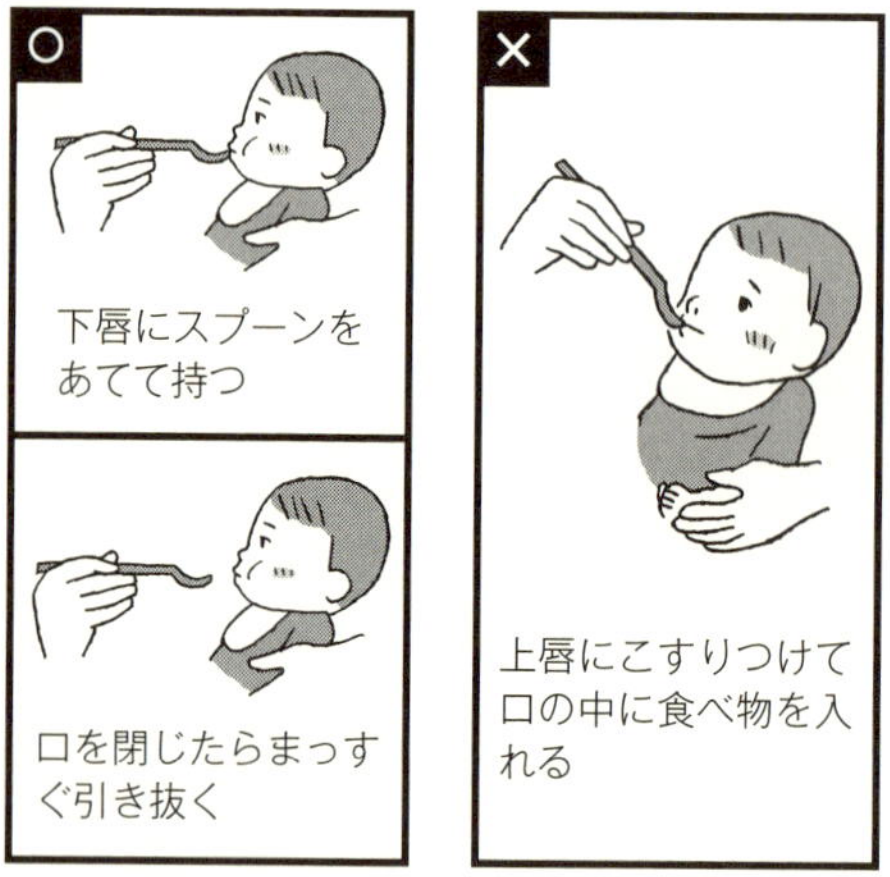
○
下唇にスプーンをあてて持つ
口を閉じたらまっすぐ引き抜く
×
上唇にこすりつけて口の中に食べ物を入れる

くらい入ってくるのかわからず、うまく飲めません。この時期に、しっかり唇を使った捕食機能や、成人嚥下が獲得されることがとても重要で、「能動的に食べる力」の土台づくりの時期ということがわかりますね。

食べ物を取り込むための能動的な処理（押しつぶし機能）のはじまり＝離乳の第2段階

こうして、離乳初期にいろいろな味を経験し、唇を閉じる力や、上あごに舌をつける上下の動きがしっかりとしてきます。消化機能も育ち、離乳食も2回に増やす時期です。また、好みや食べたいという意欲が育ち、もっと食べたい、それは嫌だ、などをはっきり伝えてくるようになります。お母さんが「こっちのほうがよかったの」と別のものを口に入れると満足して笑顔が出る、というような毎食のやりとりは、コミュニケーションの育ちにとっても大切です。

この頃になると、ペーストの水分が少なかったり、中に粒が残っていてすぐに飲み込めないときに、口の中でちがいを感じ分け、舌を上あごに強く押しあててしっかり飲み込もうとします。そうして、舌と上あごでまとまった食べ物をつぶして飲み込めるようにする能動的な処理（押しつぶし機能）が育ってきます。しっかり唇を閉じて押しつぶすため、図1右のように、両口角が横に引けて唇が薄くなるような動きになります。これが離乳の第2段階です。8ヵ月頃になると、四点支持から体軸が回旋してお座りが可能になります。それまでは対称的な上下の動きだった舌も、体軸の回旋とともに次第に左右に動くようになり、マッシュ状のような飲み込みにくい食べ物を舌でしごくような動きで唾液と混ぜて飲み込みやすくすることができてきます。口がモグモグとよく動くようになるので、この動きを見て、もう噛むことができてきたと思い、大人と同じものを食べさせていることを見かけます。しかし、この時期は上下の動きが中心で、離乳完了期で可能になる左右に舌やあごを動かしてカミカミゴックン（咀嚼）する動きではありません。そのためうまく処理できず、口にため込んだり、丸飲みにつながってしまうこともあります。この時期は、舌でつぶせる固さで、まとまりやすい、ムース状やマッシュ状、絹ごし豆腐のようなもので押しつぶしの動きを引き出していきましょう。

この後に続く咀嚼機能など離乳完了期のことは、第4章で詳しくお話しします。

第4章

運動発達と「食べる」＝乳児期後半

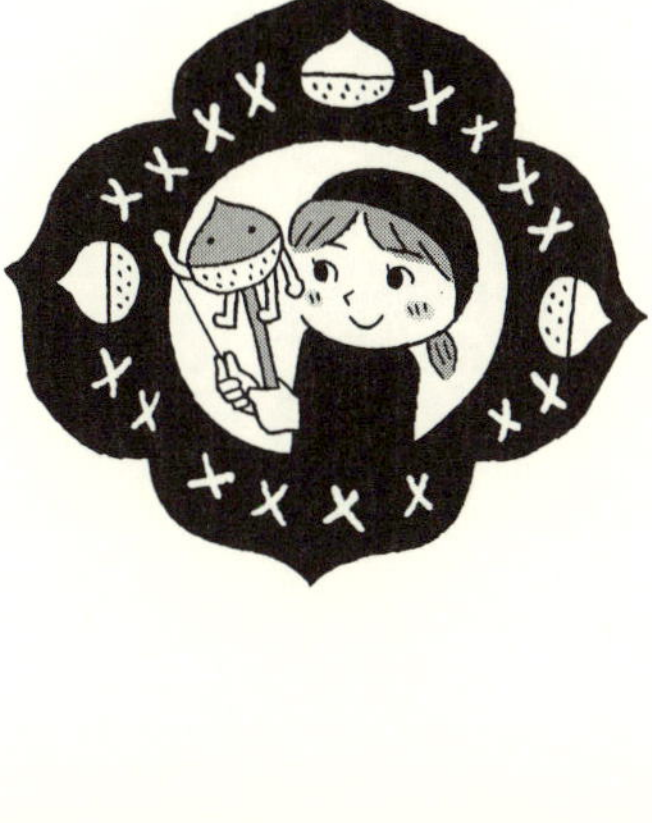

1　自由な姿勢変換の獲得
～這い這いとお座りの大切な意味　9～11ヵ月

這い這い～能動的な移動手段の獲得

第3章－3で述べたように、運動面では6～8ヵ月で仰向け・うつ伏せの姿勢で体軸の伸展が完成し回旋が可能になり、寝返りやずり這いができるようになります。

このずり這いは短期間ですぐに両手両膝をつけた這い這い（手膝這いのことです。手のひらと膝を床につけて這うのでこう言います）に変わる子どももいれば、ずり這いの期間が長く続く子どももいます。個人差はありますが、ほとんどの子どもは9ヵ月にずり這いはなくなり、這い這い中心になります。

未熟な這い這いは足首が曲がっていますが、膝でしっかり支えられるようになると足首が伸びてスピードが速くなります。這い這いが完成すると右手と左膝、左手と右膝を対角線上に出す交互・交差性のパターンになります（図1）。これは将来手と足を出す歩行のパターンと同じで、身体の回旋を伴う大切なパターンです。このように這い這いをしっかりすることが、歩行の基礎をつくり、体軸をつくることになります。

この頃には、仰向け・うつ伏せ・お座りを自由に使い分け、這い這いをしていろいろな所に行くことができるようになります。じっとしてくれず、おむつを替えるのもひと苦労です。

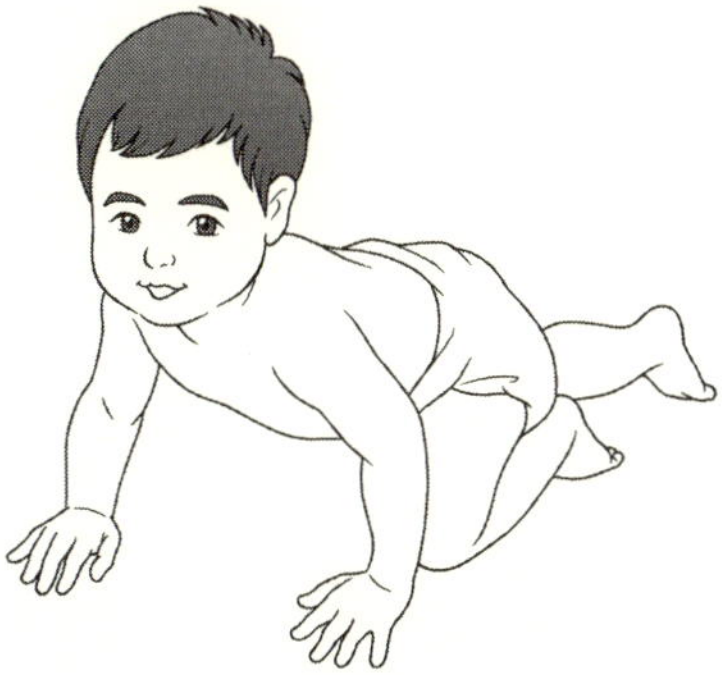

図1　交互性這い這い

10ヵ月頃になると、寝た姿勢から起き上がり、お座りでしばらく遊んでいたかと思うと、何かを見つけ這い這いで自由に動き、またそこで座って遊ぶ、というように、移動や姿勢変換が「目的を達成するための手段」として使えるようになります。

この頃、一人でソファーに登る、テーブルの下にもぐる、まだ大丈夫と思っていたら階段を上がっていたなど、目が離せなくなってきます。しかし子どもにとってはいろいろな所に動くことで、まわりのものに対して自分のからだの大きさや物の高さを知る経験をして、上下・中外・左右などの空間を認識することができてきます。また這い這いをすることで床面の素材のちがいを手のひらで感じたり、くり返すことでどうしたら頭をぶつけずに通れるかなどさまざまな学習のチャンスになります。

またお母さんを探して後追いがみられるのもこの時期です。お母さんが見えなくなると追いかけてトイレまでやってきます。今までのじっとした受身的な子どもではなくなり、より能動的な体験のチャンスが一気に増える大切な時期です。

お座り〜自由な姿勢変換の獲得

８〜10ヵ月になると、うつ伏せから手膝這いの姿勢になり身体を回旋して、自分で座れるようになります。座らされるのではなく、自分から起き上がって座ることが大切です。早い時期から大人が座らせてあげて練習することは、からだを反らせたり逆に丸めてしまうことになり、しなやかな体軸を獲得できなくなってしまいます。

這い這いをたっぷり経験した子どもは、仰向け・うつ伏せでできた体軸の伸展・回旋の動きを、より重心が高くなるお座りの姿勢でも獲得していきます。お座りでの体軸の伸展ができるとその後、重心の移動や姿勢変換を効率よく行うための体軸の回旋の動きを獲得していきます。そのことにより、お座りから這い這いへの姿勢変換もスムーズになります（図２）。

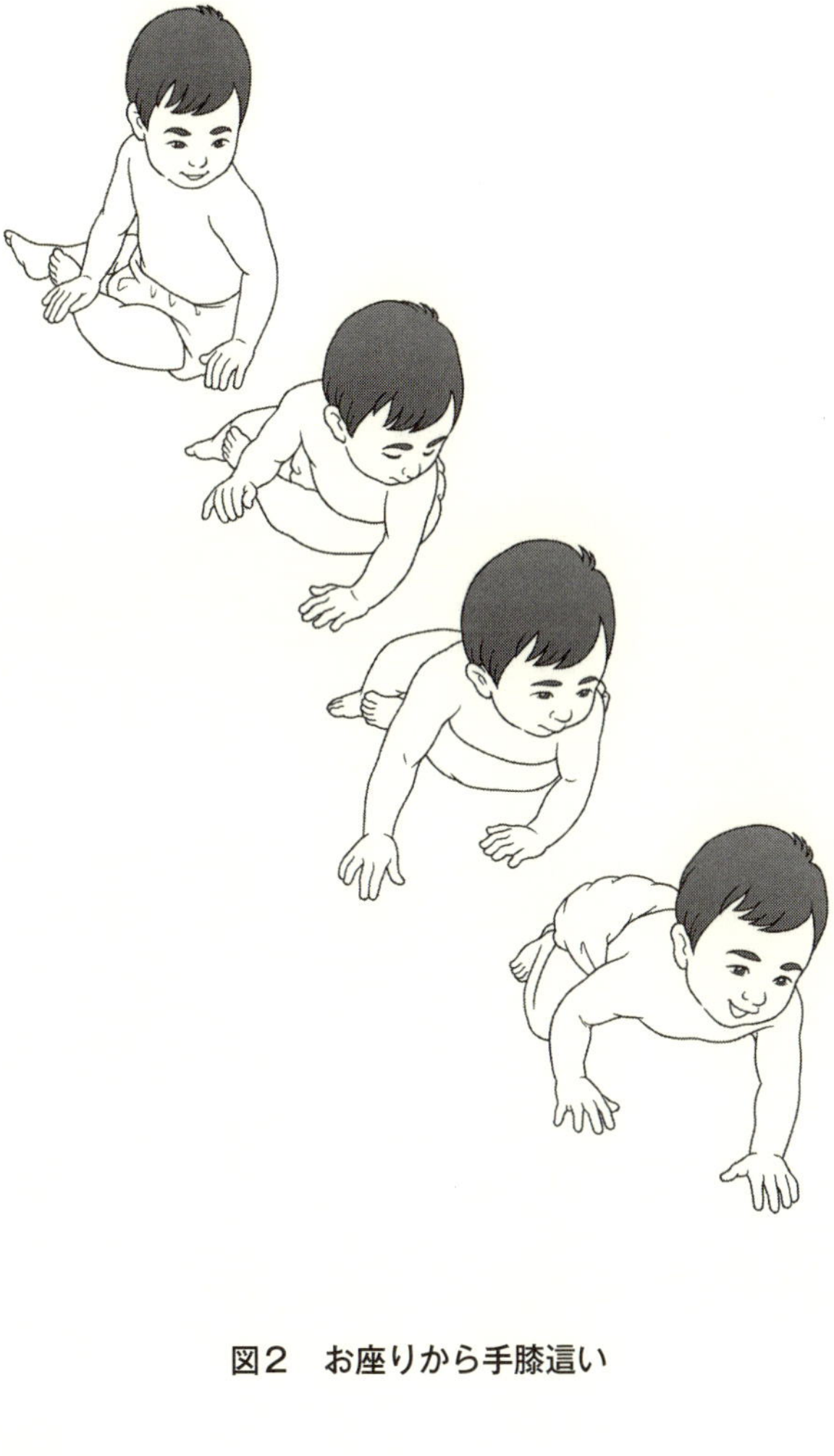

図２　お座りから手膝這い

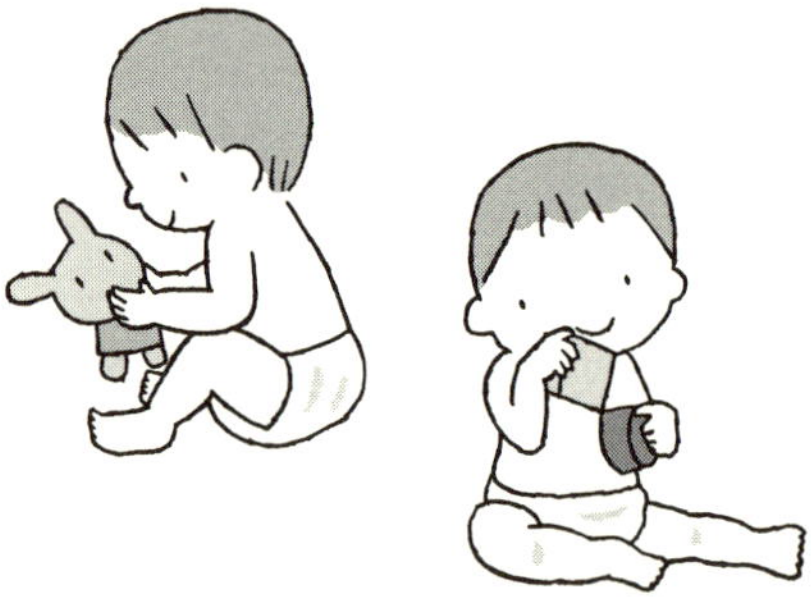

図3　お座りの安定

また、あぐら座りだけでなく目的に合わせて、いろいろなお座りの姿勢がとれるようになります。正座やお尻を足の間に落とした割り座、片膝をたてた座り方、横座りなどさまざまなお座りのバリエーションを獲得します。お座りが安定することで、自由になった両手でおもちゃを振ったり、つかんだものを合わせたりなどの遊びも一段と広がります（図3）。

より高く

這い這いが中心になる時期に、ソファーなどに手を伸ばし前方に寄りかかりながら、上半身を乗り込むようにして両足同時に伸ばして立ち上がるようになります。はじめは立つことはできても座れないため大人に助けを求めます。しばらくすると、膝を曲げずにドシンと尻もちをつくように座る子どももいます。立つことが増え、立っているときに床上のものを取るなどの動きのなかで片手は台につかまったまましゃがんだり立ったりをくり返します（図4）。そして11ヵ月頃までに膝をゆっくり曲げることができるようになり、立ち上がるときは片膝をたてることもできるようになります。這い這いから台につかまり、片足を前に出し、足の裏に体重をかけて立ち上がります。しだいに立ったり座ったりする動作もスムーズになり、大人の膝やソファー、テーブルなど、つかまる所があればどこでも立ち上がります。

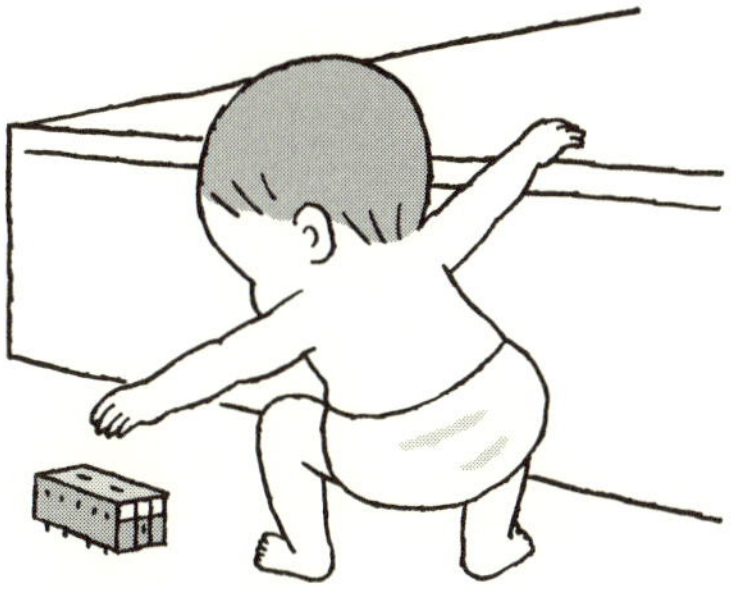

図4　しゃがむ

しかし、不安定なものでもつかまって立ち上がるため急に転倒したり、ベビーカーや椅子に座っていても立ち上がろうとしたりするため危険なことが増えます。高い所にも手が届くようになり、火傷や小さな物の誤嚥など事故が多くなります。この時期は手にしたものを遊びながら口に入れてしまうため、電池や薬、小銭などは絶対に届かないところに片付けること。またいろいろな物に興味が広がり触りたがるため、割れやすいガラスのコップやはさみなども注意が必要です。

食べ物ではコンニャクゼリー、プチトマト、飴なども大人が注意してあげることが大切です。この時期は運動面がどんどん変化していきます。生活環境を見直して、事故には十分気をつけてください。

伝い歩き〜歩くことへの準備

つかまり立ちをはじめたころは、伝い歩きはまだできません。そのため、立ち上がってもほしいものに手が届かないときには、近づくために一度床に座り、這い這いしてまた立ち上がる、をくり返します。

立つことが安定してくると、横のものを取ろうとして手を伸ばし、行く方向の足を踏み出し、その足に体重を移して反対の足を引き寄せるという動きをくり返すなかで、伝い歩きができるようになります。

伝い歩きをくり返すことで、足部の可動性を伴った足底での支持性が増してきます。そのなかで足の出し方やタイミング・重心のとり方などが少しずつ調節されて効率がよくなっていきます。はじめは、左右の方向を行き来するだけですが、そのうちテーブルの角も回れ、一周できるようになります。また、高さのちがう家具から家具へと渡って歩くようにもなっていきます。自発的に伝って歩くという動きは、しっかり自分の体重を足にのせるので、大人に手を引かれて足を前に出す動きや、歩行器に乗り、蹴って進む動きとは質的に大きく異なります。大切なことは自分から立ち上がり自分で調整しながら歩くということです。

這い這いとお座りの大切な意味

這い這いができるということは、お母さんという安全な基地にいつでも戻れるという安心感をもつことができます。その気持ちを基盤に子どもは、いろいろなことを試しながら、達成感を味わったり失敗したりさまざまな経験を広げていきます。また、より遠くで見えたものや聞こえたことに自分から向かって確かめるという自発的な動きを保障します。

ぶつかったり乗り越えたりしながら自分のからだの大きさ・距離・高さなどいろいろなことを学習します。あまり這い這いせず早く歩かせようとしたり、危ないからと歩行器に入れてしまうことは、この時期しかできないたくさんの体験を逃してしまいます。大きくなってからでも手押し車や雑巾がけなど、手でしっかり支え体軸を保ちながら回旋の動きが経験できるように、遊びのなかに取り入れることも良いでしょう。

また床上のお座りだけでなく、腰がしっかりしてくるため、背もたれのみの椅子に座らせても骨盤をしっかり起こして背中をまっすぐに保ち座れるようになります。食事のときにそれまでのラックのような傾きのある椅子から、直立の椅子を使うこともできます。お座りの安定は手を使うこと、しっかり飲み込む・噛むことに結びつきます。

子どもの発達は動くこと・食べること・遊ぶこと・コミュニケーションをとることなどさまざまなことが結びついています。この時期は自分から動く範囲が広がったり、人見知りや後追いがはじまったり、遊びが変化するとても愛らしい時期です。このときに歩くこと・話すことを急がずに一つずつしっかり経験し積み重ねていけるといいですね。

2　はじめの一歩　12〜18カ月
〜歩く、手としての機能の獲得

「歩く」これまでに培ってきた運動発達の集大成

前節で述べたように、這い這いでおもちゃやお母さんに向かって移動していた赤ちゃんは、さらに知的好奇心を高さのあるものに広げ、テーブルや棚の上にあるものを「見たい」、「取りたい」、「遊びたい」という「モチベーション（意欲）」によって、つかまって立ち上がり、伝って歩いて移動し、活動範囲をより上方への空間に広げていきます。

最初の頃のつかまり立ち、伝い歩きは這い這いの延長線上の運動です。右手と左足、左手と右足を対角線上に交互に交差して出し、支えて移動します。足でしっかりとからだを支えることや重力に抗してしなやかな体軸を起こし、保つこと（体軸の垂直化）ができるようになってくると、伝い歩きは、テーブルの左右方向への行き来から、テーブルの角を回り、さらに壁でもできるようになり、物から物へと渡って歩くことが見られるようになっていきます。そうして、個人差はありますが、お誕生日頃から遅くとも1歳半頃までには手の支えなしでの独り歩き「歩行」ができるようになります。

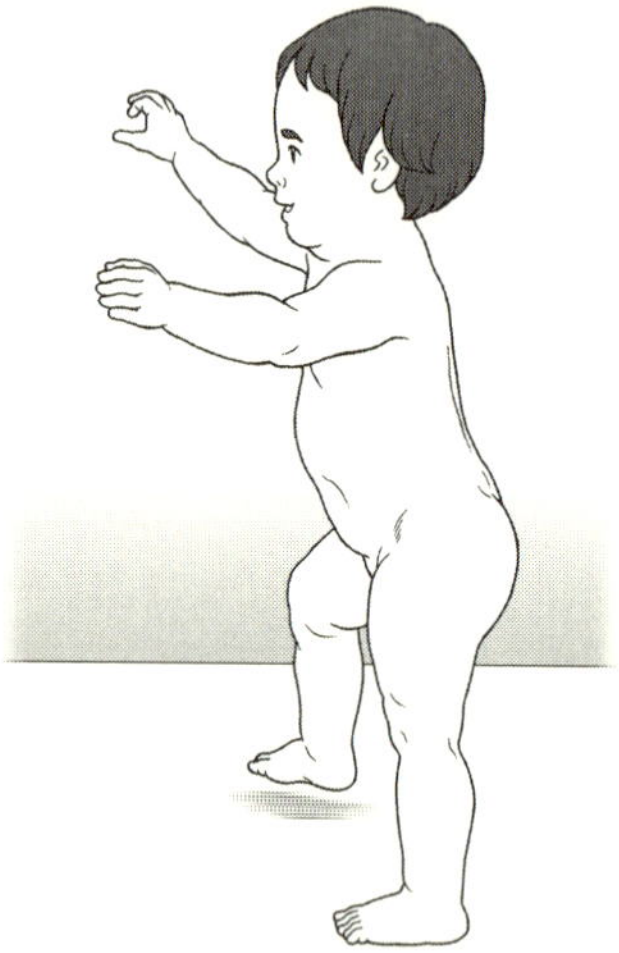

図1　歩きはじめた頃の歩き方

歩きはじめた頃の歩き方は、大人の歩行にみられるような踵から着き、親指の付け根で蹴り出すような歩き方ではありません。図1のように、足の裏全体で接地し、もう片方の足を少し斜め前に運び、そのまま接地するという歩き方です。足を大きく開いて支える面を広くとり、あたかも万歳をしているように両手を挙げてバランスをとりながら歩きます。大人に比べると重心の位置が高く、バランスが不安定です。左右の足と足の間隔が広い分、横に転ぶことは少ないのですが、前後に転びやすく、尻もちをついたり、前に転んで手や膝を擦りむいてしまうことがあります。

歩きはじめた頃はケガをしやすい時期です。床の段差をなるべくなくすことや屋外に出るときには長ズボンをはかせること、膝当ての活用などによりケガを恐れることなく、思いきりからだを動かす機会をもつことが大切です。

歩きはじめた子どもは、歩くこと自体が楽しく、また視線が高くなることで、目に入るものへの好奇心がより一層高まります。それゆえ何度転んでもまた立ち上がり、歩くことに挑戦していきます。そうして、段々としっかりとした歩き方ができるようになり、移動運動が「這い這い」から「歩行」に替わってきます。

「歩行」は生まれてからこれまでに培ってきた発達の積み重ねによってできるようになります。そのため、一人で歩くことがまだ難しい子どもに「歩かせる」練習をしても「自分の力で歩く」練習にはなっていないことがあります。これまでの発達段階のなかで十分に育っていない点（質的な発達）に配慮した練習を行っていくことが大切です。例えば、つかまり立ちやテーブルにお腹をもたれかけた伝い歩きまではできるけれど、壁での伝い歩きや一人で歩くことが難しい場合、手で支える力や重力に抗して体軸を起こす力の育ちが不十分なことがあります。そういう場合には、手を引いて歩かせるよりも、這い這いをたくさんさせてあげることや手押し車を行うこと（図2）、おもちゃ箱などを押して歩く練習（図3）などが有効です。手や足でからだを支え・起こす運動のなかで体軸の育ちが促され、歩行の獲得だけでなく手の機能の発達へとつながっていきます。また、歩くことができるようになったけ

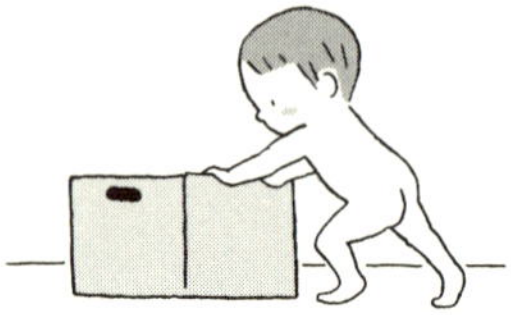

図3　おもちゃ箱を押して歩く練習

絵本など重い物を入れて押させることで、手での支えや体軸の育ちが促されます。

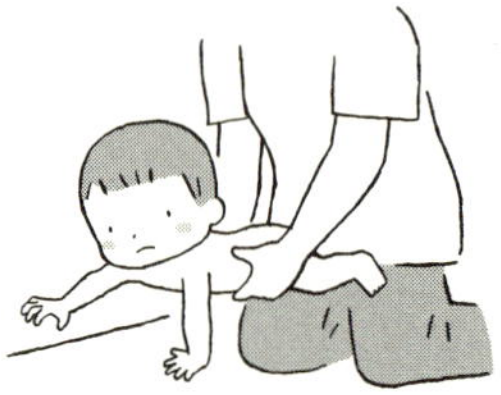

図2　手押し車

背中がまっすぐになるように（お腹がたるまないように）注意して前に進みましょう。上手にできるようになってきたら、支えるところを胸→お腹→腰→太もも→膝→足首と、だんだんさげていきましょう。

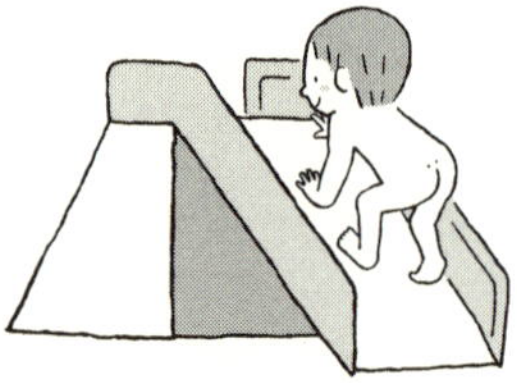

図4　すべり台を高這いで登る

れど、転びやすい、転んでも手が出ない、不安定という場合についても同様です。「たくさん歩かせる」練習をさせるよりも、発達をさかのぼって、十分に経験していない点（質的な発達）を育てる前述の関わりや遊びを促していくことが大切です。例えば、おもちゃ箱などを押して歩く練習（図3）のおもちゃ箱を重くし抵抗を多くする、すべり台を素足で下から登らせること（図4）は、足趾で蹴って踏ん張るために、体幹がしっかりしてきます。歩行は足の力だけを使って行っているわけではありません。体軸の働きとつながって初めて安定した歩行が可能になります。

歩行の発達とその後の基礎的な運動発達

1歳半を過ぎると、子どもは床から立ち上がって歩きはじめます。歩きはじめた頃のあたかも万歳しているように高く挙がった手は次第に下がってきます。足と足の間隔も幅が狭くなり、足が平行に揃った位置にくるようになります。また、足を出すときには膝を曲げ、まっすぐに出せるようになり、歩幅（一歩）が大きくなります。2歳頃になると、大人のように踵から足を着き、親指の付け根で床を蹴り出し、足を前に振り出していく歩き方が見られるようになってきます。7歳頃まで歩き方は成熟し続けます。

歩きはじめると、子どもはまわりのものに知的好奇心を大いに働かせていきます。たんに移動するだけでなく、何かを見つけては近くまで歩いて行ってしゃがんで遊ぶ、そしてまた別の場所でちがうもの見つけてはそこに歩いて行って遊ぶことをくり返す、じっとしていない時期です。そのなかで子どもは、立ち止まることやスムーズな方向転換を身につけ、長い時間、長い距離を歩くことが徐々にできるようになっていきます。そして2歳頃になると、大きなものを持って歩いたり、ものをまたいだり、くぐったりといろいろなことに挑戦し、環境に合わせたからだの使い方を身につけていきます。

凸凹道や坂道などいろいろなところを歩くことができるようになってくると、這い這いで昇っていた階段を歩いて昇ることができるようになります。手すりを持って、片足を上の段に踏み込み、残った足を揃えるように同じ段にのせて（二足一段）行います。一側の足での支えが上手になってくると、交互に足を一段ずつ出す（一足一段）ことができるようになります。降りることは高さへの怖さや支えがより必要となるため、昇ることができるようになった後にできるようになります。

いろいろなところを自由自在に歩くことができるようになると、走ることやジャンプをすることが2歳頃よりできるようになります。走りはじめた最初の頃は歩幅も小さく、ちょこちょこ走りですが、姿勢を保ちながらしっかりと蹴り出し、腕の振りが大きくなってくると、歩幅（一歩）が大きくなり、早く走ることができるようになります。

ジャンプは、体軸を起こし、両膝を曲げた構えの姿勢をとることができるようになってくると、その場でジャンプをすることができるようになります。さらにしなやかに体軸を使う力、蹴る力がついてくると、前へ上へと、遠く高く飛ぶことができるようになってきます。

両足の踵をつけ、足先を少し開いて立ち、バランスをとって姿勢を保ちながら、立つことは3歳頃からできるようになってきます。また、4歳頃になると、平均台の上を歩くなど狭いところでも姿勢を保つことができるようになってきます。片足立ちでバランスをとることは、2歳半頃からできるようになり、徐々に長い時間保つことができるようになります。

発達には個人差があります。もって生まれたものや育ってきた過程などのさまざまな要因によって個々のペースで発達していきます。「歩行」の獲得がゆっくりだった子どものなかで、筋緊張の低い（筋肉の「張り」が柔らかい）子どもは、その後の運動発達もゆっくりと進んでいく傾向があります。基礎的な運動発達のなかで、ジャンプなどは徐々にできるようになっていきますが、片足立ちなどバランスを必要とするものには難しさがあるようです。遊びやリトミックなどのからだを使った活動をくり返し行っていくことで、少しずつできるようになっていきます。

基礎的な運動発達は遊びや食事・更衣・排泄動作などＡＤＬ（日常生活動作）のベースとなるものです。たくさんからだを使って遊ぶことによって養われてきます。例えば、屋外ではブランコやすべり台、ジャングルジム、うんてい、ゴムとびなど昔からある遊びに、室内遊びでは曲に合わせた寝返り、這い這い、ジャンプをするリトミック、はしごや平均台を渡ったり、フープやトンネルくぐりなどのサーキットのなかに、基礎的な運動発達つくる要素がたくさん含まれています。子どもに合ったペースで、子どもが楽しくからだを動かすことを十分に経験することが大切です。遊びが運動・操作の機能をどのように高めているかについては終章で詳しくお話しします。

「手としての機能の獲得」支持からの解放

「歩行」できるようになることでのもう一つの集大成は、手が支持から解放され、手としての機能を発揮していくということです。子どもはこれまでに仰向けの発達のなかで物をつかむ（把握）機能を、うつ伏せのなかでは支える（支持）機能を獲得してきました。「歩行」の獲得によって足が支持機能を引き受け、手はその機能を発揮し、つまむなどの分離した細かな巧緻動作や左右の手の協調した動きを獲得し、スプーンやフォーク、はさみなどの道具を使うことができるようになります。そして、自分で食べる、クレヨンで描き、表現する、粘土などの素材を使って作品を作るなど知的活動に発揮・発展させていきます。

運動発達はつながり・積み重ねです。これまでの発達の過程で培ってきたもののつながりで、できるようになっていきます。子どもの健やかな育ちを促すために、子どもに合わせた関わりで、幼児期のこの時期にたくさんからだを使って、楽しく遊ぶことを経験させてあげることが大切です。

3 離乳期後期から完了期の食べる力の発達について 9〜18ヵ月

食べる力と食べる喜びが育つ土台が完成する時期

9ヵ月頃の赤ちゃんは、体軸がしなやかに回旋して、興味のある方に振り向き、左右を交互に出す手膝這いやつかまり立ちができるようになります。たくさんの興味から、重力に抗して自由に姿勢変換をして活動範囲を広げ、目覚ましく発達していきます。そして、いよいよ一年以上の歳月をかけて、お母さんという安全基地をベースに、何かに頼らず一人で歩きだすときを迎えます。同様に、一人でいろいろなものを食べることが可能になり「食べる力」と「食べる喜び」が育つための土台が完成する完了期を迎えます。ここでは、離乳第2段階の押しつぶし機能の獲得に続く、離乳第3段階の咀嚼機能のめばえから、離乳完了期までの発達の道すじをお話しします。

咀嚼機能のめばえ＝離乳の第3段階

運動発達と同様に、食べることに関連する動きも、左右対称な押しつぶしの動きから、舌でしごいてつぶすような左右の動きができるようになります。この頃は、下の前歯が生える時期です。おもちゃを盛んに口に入れては噛んで遊び、歯ぐきや歯に当たる感触、固さ、噛み具合での変化など、遊びをとおして口の中の感覚が育っていきます。それまで舌でつぶせないと感じた食べ物は、口から出すしかなかった赤ちゃんも、舌が左右に動くようになると、歯ぐきにのせてしっかりつぶす、カミカミゴックンの動きができてくるのです。これが離乳後期で獲得する、歯ぐきでつぶす動き＝咀嚼機能のめばえ（離乳の第3段階）です。

まとめて送りこむ力の育ち

咀嚼というと、一番に歯で噛むことをイメージする方が多いでしょう。まず、私たちがどのように咀嚼しているのかを確かめてみましょう。唇や前歯で取り込み、舌の前方に入った食べ物は、固いと感じると即座に舌で奥歯の上に運ばれます。そして、飲み込める状態までに噛んだりすりつぶしたりする間、奥歯の上にのっているように、舌は横に動き、頬には力が入って、図1左側のように食べ物を両側から支えています。下のあごは上下だけでなく左右に回旋します。こうした動きは図1右側のように噛んでいる側の口角が引けて頬に力が入るため顔の動きでわかります。そして飲み込める状態になったら、舌でひとまとまり（食塊）にして舌の真ん中にのせ、上あごに舌を押しつけることで食塊をのどに送り込み、しっかり口を閉じてゴックンと飲み込んでいます。この一連の動きができていることが咀嚼なのです。

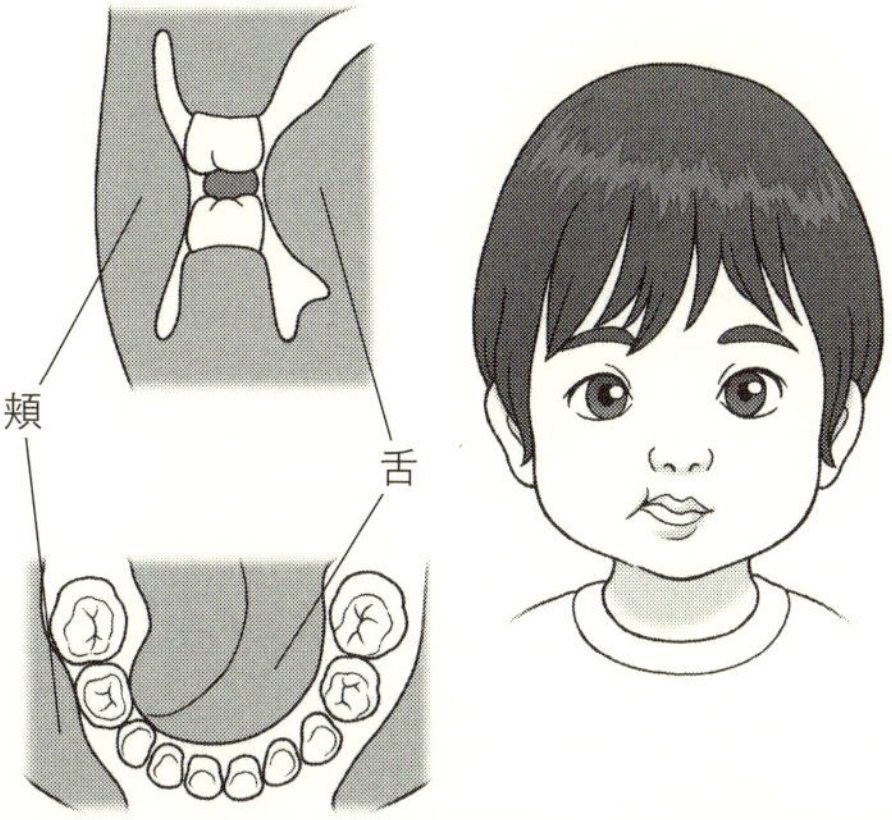

図1　咀嚼の口の様子と舌・歯・頬の動き

試しに、えびせんやクッキーがあれば、舌を絶対に横に動かさないで食べてみてください。前歯で噛みとっても奥歯に運べないので、噛めません。はじめに奥歯にのせると噛めますが、舌や頬の内側に食べ物が落ちてしまい、うまく飲み込めません。つまり、歯や歯ぐきで噛むだけでなく、舌や頬が協調して食塊にまとめ、喉に送り込む力が育っていないとうまく食べられないのです。

食形態と食べる力の発達段階との大切な関係

こうした力が育つ前に咀嚼が必要な食べ物をあげると、口から出したり、溜めこんだり、丸飲みをしたりと間違った方法を覚えてしまいます。えびせんのように唾液で溶けるものなら何とか飲み込めますが、リンゴのように唾液と混ざっても溶けないものは窒息の危険性もあります。また、噛めるようになったからと大人と同じものを食べさせていることを見かけます。咀嚼機能は育っていても、奥歯が生えそろうのは2歳6ヵ月から3歳頃です。まだ奥歯で噛んだりすりつぶすことはできません。歯ぐきでつぶせる固さのものから、歯ぐきで噛んでまとまりやすい形態にしましょう。実は主食のごはんや麺は、口の中でばらけやすいため、しっかり舌を使うことが必要な難しい形態の食べ物なのです。また、生野菜やおひたしなども、好き嫌いではなく食べにくいため好まないことも多いのです。柔らかいものばかりではあごの発達が悪くなるということが言われていますが、それは咀嚼機能をしっかり獲得してからのことなのです。早く早くと先を急ぐのではなく、その時々の機能に合った形態の食事で育ちを促してあげることが大切です。

お水はとっても難しい！

12カ月から18カ月の頃になると、母乳やミルクではなく、食事から必要な栄養を摂ることができるようになり、離乳の完了期を迎えます。そのためには、形のある食べ物だけでなく、水分もおっぱいや哺乳瓶以外から摂取できることが必要になります。水分は飲み込みやすいと思われがちですが、実はその逆です。乳首をくわえて舌でしごいてチュッチュと吸って飲み込む乳児嚥下に対し、コップからゴックンと飲み込む成人嚥下では、水分もひとまとまりにして舌で送り込むことが必要になります。私たちは、形のない水分をまとめるように舌の両端を少し持ち上げ、口の中に広がらないようにするという動きを無意識に行っています。こうした協調した動きは、咀嚼が可能になる頃にようやくできるようになってくるのです。

水分を取り込む発達では、哺乳瓶の次はストローと思う方も多いようです。哺乳瓶と同じように舌をストローに巻きつけた乳児嚥下でも飲めるからです（図2右）。成人嚥下で水分を取り込むには、離乳後期に入る頃に、スプーンで一口飲みの練習からスタートします。ス

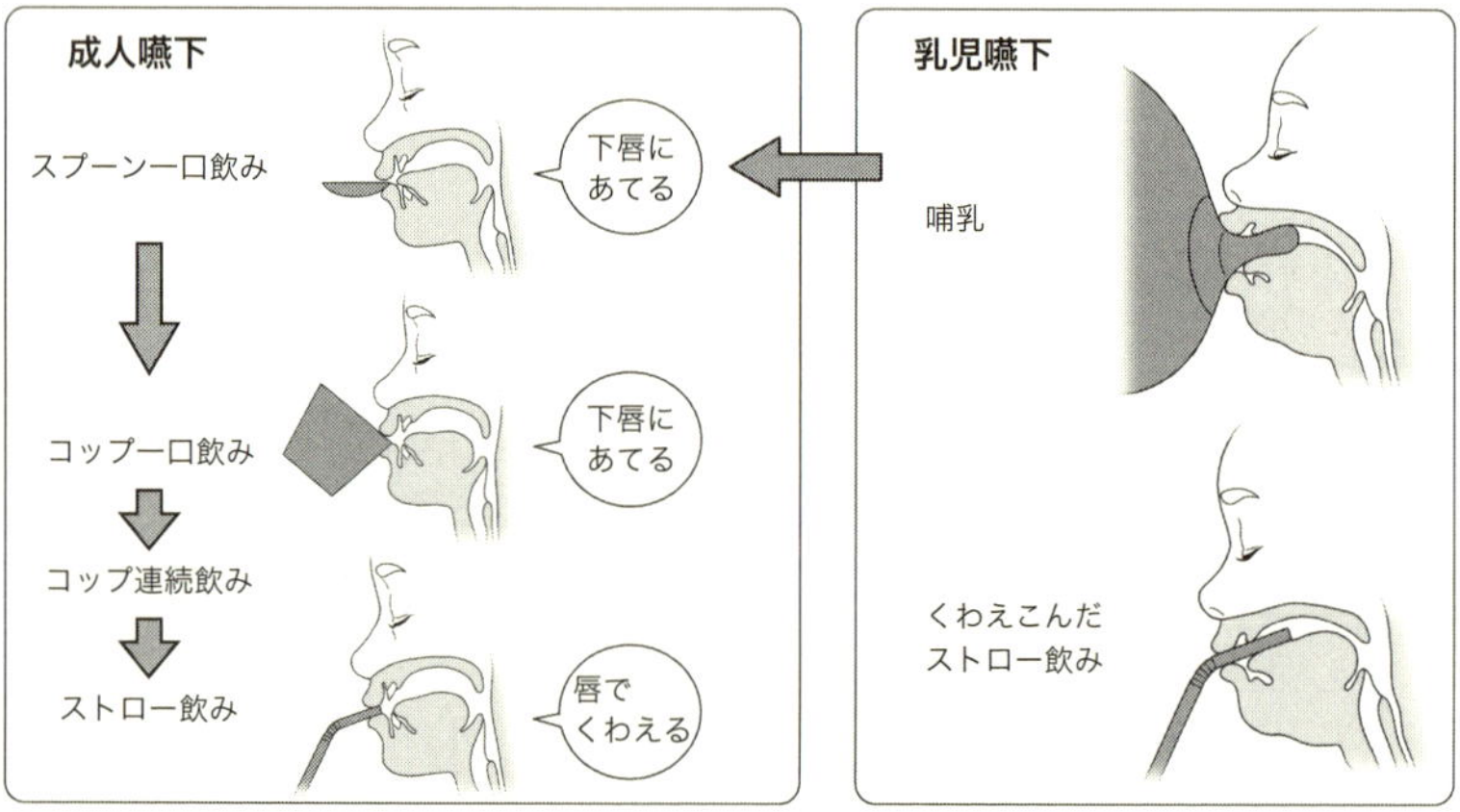

図2　水分を取り込む発達を促す介助

プーンを横にして下唇に当て（図2左上）、上の唇が閉じてきたら、少し傾けます。ブーっと泡をつくったりこぼしながら、上唇がセンサーとして働き、口を閉じてすする動きを覚えていきます。次にコップを下唇に当て（図2左中）一口飲みを練習し、連続で飲めるようになる頃には、ストローを唇でくわえ（図2左下）、量を調節して吸いながら連続して飲むことができるようになります。ストローは一番最後の段階ということです。

こうして、食べ物、水分とも大人と同じように取り込むことができるようになって、離乳の完了です。舌や唇、頬の協調した動きの発達は、いろいろな発声を可能にしてコミュニケーションの育ちにもつながります。

手づかみ食べ・噛みとり食べの大切さ

8〜9ヵ月頃になると、自分でお座りができて、座った姿勢で手を自由に使うようになります。12ヵ月頃一人で立てるようになると、空間で手が自由に使えます。食事場面でも、お皿の食べ物を触ったり、お母さんの差し出すスプーンを握ったりしてきます。こうした、お世話する側にとって困った行動も、赤ちゃんにとっては、食べ物や食具への興味を広げ、手づかみ食べや、その先の食具操作につながる大切な行動です。上肢操作の発達については、このあと詳しくお話しします。

一方で、全部赤ちゃんのやりたいようにさせていては、なかなか食事が進まなかったり、自分でどんどん口に詰め込んでしまいます。この時期は、食べる機能だけでなく、その後の食行動につながることも教えていく大切な時期です。一人で食べられるようになることを急がず、お母さんの介助も合わせて、つめこみ早食いにならない適切なペースや、ちょうど良い一口量を教えてあげましょう。また、咀嚼が上手になったら、一口大にしたものばかりでなく、図3のように、適量が噛みとれるようにお母さんが食べ物を持って、前歯で噛みとる練習もしましょう。唇や口全体を使って自分で噛みとらせることも、適切な一口量を覚えていくためには大切です。

このように、「食べる力」を育てることは、赤ちゃんの意欲を伸ばしながら、機能だけでなく、食行動やマナーも伝えているのです。おいしく・楽しく・安全な食事の時間を経験して、赤ちゃんの「食べる喜び」も育っていきます。

虫歯予防だけではない口腔ケア

歯みがきを含め、口腔内環境を良い状態に保つかかわりを口腔ケアと言います。いろいろ食べられるようになり、歯も生えてくると、お母さんたちは虫歯が心配になってきます。そこで、楽しい食事の後に、急にお母さんが必死になって硬いブラシを口に入れてきたら、赤ちゃんはどう感じるでしょう。もともと口の中は唾液による自浄作用があります。この働きがうまくいっていると口腔内環境が安定して健康を保てるようになっています。前歯が生えてくる頃は、口の中にお母さんの指が入ってくることに慣れて、ガーゼなどでふき取ることからはじめましょう。図４のように、安定した姿勢で、やさしい声かけやタッチをしながら、少しづつ歯ブラシに慣れていくことが大切です。１歳６ヵ月の臼歯が生えてくる頃までに、自分で磨いたり、お母さんに仕上げをしてもらって、口の中がさっぱりしてきれいになることは気持ちよいという清潔習慣を育てていくつもりで関わっていきましょう。

食事も口腔ケアも、安心で楽しい経験がその後の人生の土台になっていくので、楽しく子育てをしてください。

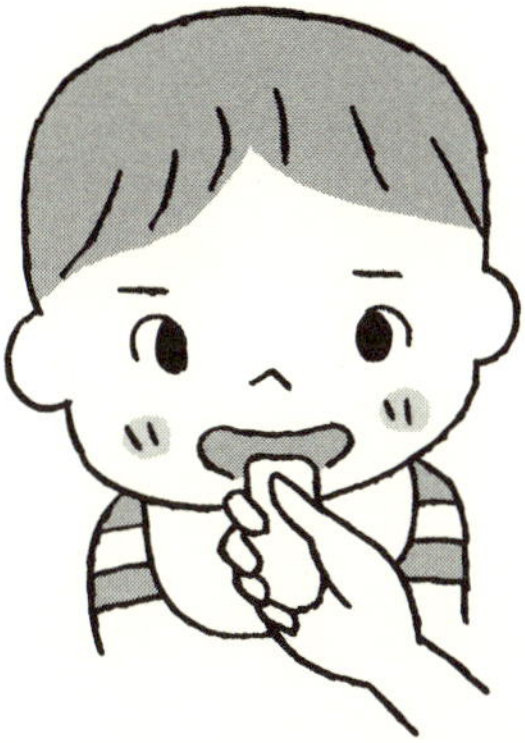
図３　噛みとりでの食べ物の持ち方

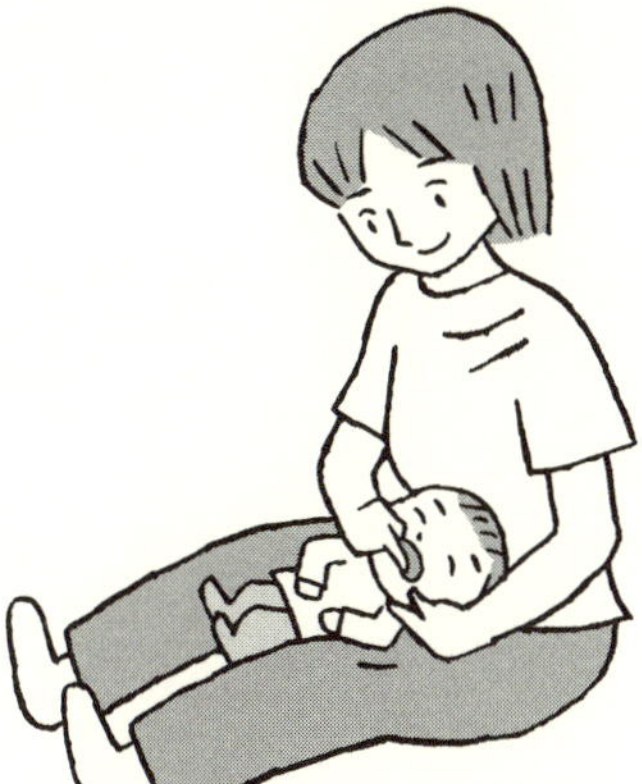
図４　歯磨きの姿勢

4　子どもの食事に関するあれこれ
〜手づかみ食べから偏食指導まで

上手にはできないけれど自分で食べたがる赤ちゃん

食べるための口の機能が成熟し、離乳後期食が食べられるようになる頃、赤ちゃんは自分の手で食べることも上手になってきます。ボーロや赤ちゃんせんべいを自分で持って口に入れたり、スプーンを差し出す大人の手をつかんで自分で口に入れようとしたりします。大人がフォークや箸を使うのを見て、自分も使いたがるようにもなります。食材による味覚のちがいに気づき、それを記憶できるようになると、好きな食べものと嫌いな食べものが明確になってきます。今回は、乳児期から幼児期にかけて、自分で食べる操作がどう発達していくのか、好き嫌いや偏食にはどう対応すればよいのか、などを考えてみます。

手づかみ食べにも学習は必要
～これは食べ物？　それとも自分の手？

手づかみ食べは、道具を使わない低レベルの食べ方であると考えられているように思われます。しかし、赤ちゃんが手づかみ食べを習得するまでには、試行錯誤による多くの学習が必要です。たとえば、初めて手づかみでボーロを食べようとしている赤ちゃんは、口のどの部分にまで指を入れれば良いのか、どのタイミングで指を開けば良いのかがわかりません（図1）。口に入る直前でボーロも指も視野から外れるので、どこまでが食べ物でどこからが指なのかわからなくなります。また、食材の大きさや形状、柔らかさに応じて指の持ち方や口の開け方、指からの離し方などを調整する必要があります。手と口の触覚と指の運動の感覚を使い、何度も何度もくり返しこの操作を経験することで、徐々に滑らかで協調された運動ができるよ

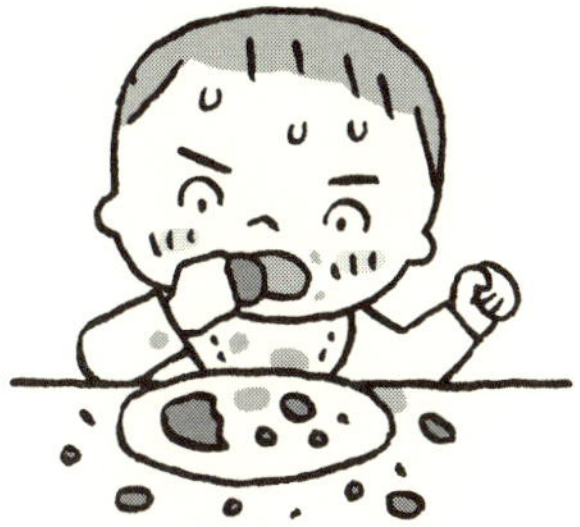

図１　幼児の手づかみ食べの「学習」

うになってきます。保護者に食べさせてもらった方が早く楽に食べられるはずですが、赤ちゃんは飽くなき向上心でこの「自主トレ」をくり返し、ついには手づかみ食べの機能を獲得するのです。スプーンや箸などの食具操作は、この手づかみ食べの延長線上にあり、指の感覚が食具に「延長」されることによって獲得される機能と言えます。幼児期の手づかみ食べは必須の課題です。衣類や周辺を汚すからといって、手づかみさせずにすぐに食具を使わせるのは、好ましくない場合もあると考えます。

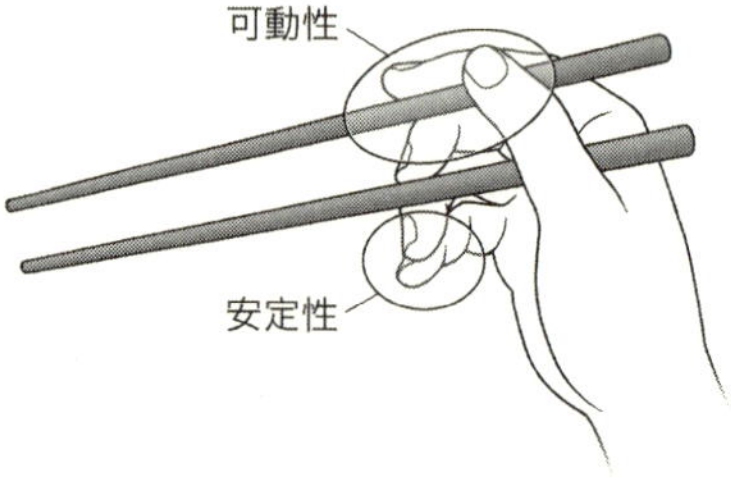

図2　箸を持つ指の「安定性」と「可動性」

箸の操作は難しい
～指の高度な分離運動

箸は最も操作が難しい食具のひとつです。学齢近くなっても子どもが箸をうまく使えない、という保護者の訴えをよく聞きます。確かに箸の持ち方がぎこちない子どもは増えているように思われます。不器用な子どもでも使えるように、指をはめるリングや、二本の箸をつなぐ軸がついた介助箸も多種類市販されるようになりました。これらは確かに操作が容易で食事に使えることも多いのですが、いつまでも介助箸を卒業できず、なかなか通常の箸に移行できない、という訴えもよく聞きます。

通常箸を使うためには、親指・人差指・中指の三本で上の箸を動かしつつ、親指の付け根と薬指・小指で下の箸を固定しておく必要があります（図2）。つまり指がそれぞれ分かれて動き、一本の箸に動きを与える役割と、もう一本の箸の安定性を保つ役割に分化する必要があるのです。これを指の分離運動と呼んでいます。分離運動が未熟で、全部の指が一緒に動いてしまう段階の子どもにとって、箸操作はまだ難しい課題であると言えます。

このような場合は箸の練習のみを急がずに、指先で小さいものをつまむ・転がす、小さい範囲の塗り絵をする、などの遊びをとおして、指の機能を育てていく必要があります。

おもちゃを自分で作って遊んでいた一昔前の時代では、工作のための指の高度な分離運動が必要だったので、箸操作も自然に上達していたのでしょう。現在の子どもの遊びはスイッチやタッチセンサーの操作が主流で、さまざまな状況に適応した高度な指の操作が学習しにくくなっています。介助箸を使用することがマイナスであるとは言い切れませんが、このような箸がたくさん売られるようになった要因にも注意を向けるべきと思われます。

箸は右手で茶碗は左手？ ～利き手の発達の考え方

両手を使うことが苦手な子どもの場合、食事中に茶碗や皿を持つことをせず、片手がテーブルから落ちてしまう、ということがよく見られます（図3）。このような子どもに「両手を使って食べなさい！」と注意しても、両手を使うのは一瞬だけであることが多く、何度もくり返して注意され、食事が苦痛になってしまうという逆効果になりかねません。このような場合、食事以外の日常生活場面で、楽しみながら両手を使う活動をたくさん行うことが有効です。雑巾絞り、ミカンの皮むき、掃除、お料理、食器洗い、洗濯もの干し、衣類のたたみ、袋や瓶のふた開け、など日常生活は両手で操作する課題にあふれています（図4）。難しすぎない課題を選んでお手伝いしてもらうのが、とても良い方法だと思われます。

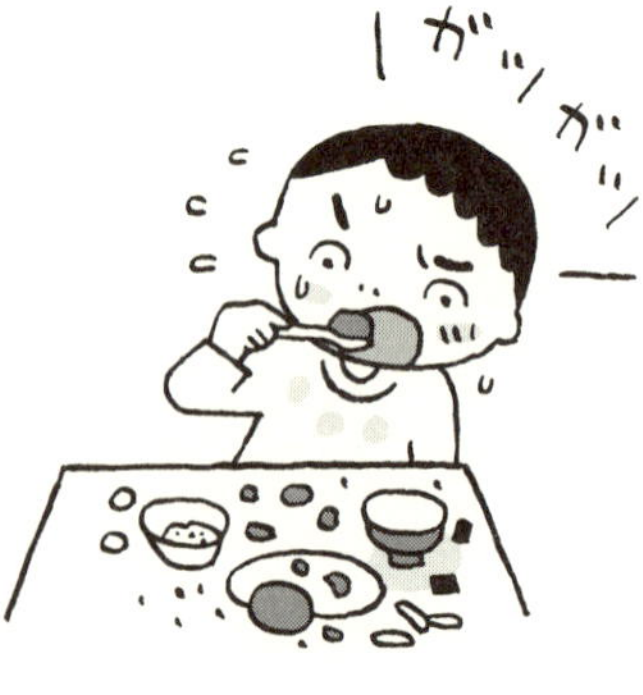

図3　両手を使うのが苦手な子どもの食事の様子

左手を多く使う傾向のある子どもを右利きにしたい、箸は右手を使わせたい、と練習させる保護者も多いようです。世の中は右利きが多数派ですから、左利きでは生活しにくい部分もあるでしょう。また、通常の手指機能があるお子さんであれば、利き手を「矯正」されても、問題なく生活を送ることができるでしょう。しかし、指の巧緻性に苦手さがあり、不器用と呼ばれるお子さんの場合には、苦手なことに対して苦手な方の手でとりくむことを「強制」されることになります。ヒトは生まれつきの脳によって利き手が決まっており、潜在的な左利きは一定数存在すると言われています。手指操作が苦手な子どもの場合は「利き手は子どもの脳が決める」と考えて、子ども自身が使いやすい手を利き手とすることを認めてあげた方が良いと思われます。

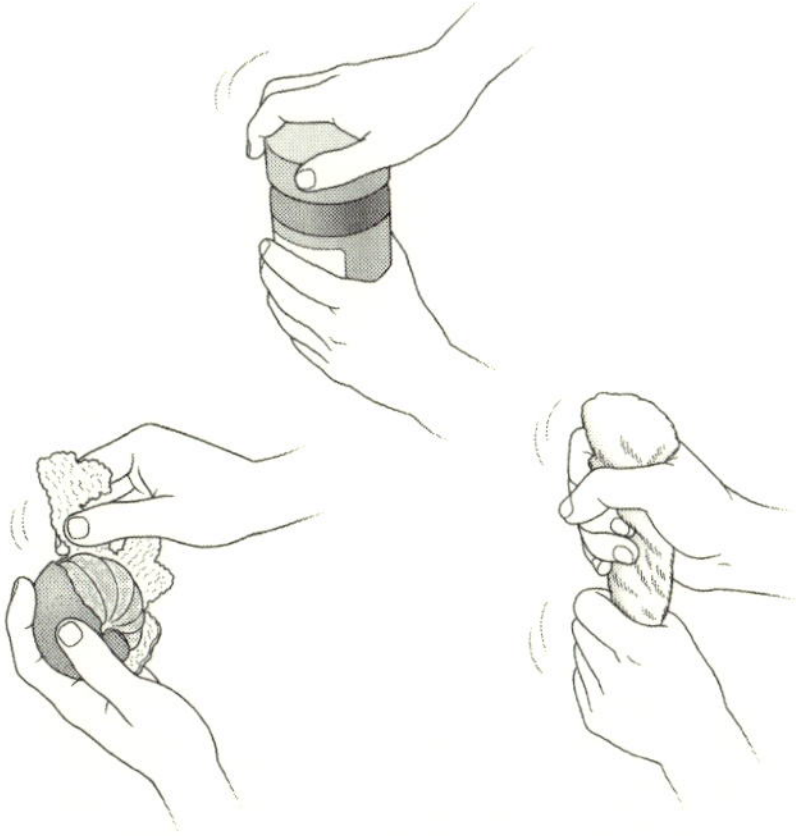

図４　日常生活での両手操作の例

秘境の国のマクドナルド
～好き嫌いと偏食

好き嫌いが多い友人から、小学校の頃は給食を全部食べないと休み時間に外で遊べずつらかった、という思い出話を聞いたことがあります。誰にでも好きな味と嫌いな味はあることでしょう。しかし、味覚に過敏さのあるお子さんのなかには、偏食の傾向がとても強い場合があります。極端な場合、決まったメーカーの１種類のお菓子しか食べることができない、という子どももいます。彼らの偏食をどう考え、味覚をどのように育てていけば良いのでしょう？

出産を経験した知人が、妊娠中は食事の好みが全く変わってしまい、見ただけで気持ち悪くなる食べ物がたくさんあった、と話していました。味覚は、結局は感覚刺激なので、脳の状態や個人差によって感じ方が大きく異なる可能性があります。ヒトの命に直結する感覚でもあるので、防衛的な反応が強く出る可能性もあります。このような感覚の問題に起因する「偏食」は、いわゆる「好き嫌い」とは分けて考えた方が良いと思われます。

たとえば私たちが海外の秘境を旅していて、見たこともない動物や昆虫のゲテモノの料理ばかり出されたとしたらどうでしょう。全く食べる気にならず、手をつけないかもしれません。そんなとき、もしマクドナルドや吉野家の看板があったら、食べ慣れた、味の予想ができるメニューをオーダーしたくなるのではないでしょうか？　偏食の子どもが食べられる数少ない食材は、秘境に建つマクドナルドや吉野家に相当するのかもしれません。

このようなお子さんには、安心して「冒険」できる環境を提供するべきです。私たちが未知の料理に対して勇気をもって味見しようとするとき、体調がすぐれていなかったり、怖い外国人ばかりに囲まれていたりしたら、不安と抵抗が増すでしょう。静かで落ち着いた環境で、信頼できる人が隣で見守ってくれていて、ほんの少しなめる程度でも良くて、まずかったらやめてもいいという条件で、口直し用の水も用意されていているとしたら、少しは味見する気持ちになるかもしれません。「偏食指導」とは本来、このような関係性と環境の下で、少しづつ味覚の経験を広げていく支援であると考えます。

ごはん文化の日本人は口の中で味を「混ぜる」

焼き肉を食べていると、ごはんも一緒に食べたくなる、という人は多いと思います。口の中でおかずと一緒に米飯を咀嚼して味を混ぜ合わせることは「口内調味」と呼ばれ、日本をはじめとする米文化圏の食べ方だそうです。ちなみに欧米の料理は一皿で味が完成されていて、口の中で味を混ぜ合わせることをしません。海外から日本に来た旅行者は、ごはんにソースや醤油をかけて単品の味付けにしてから食べることも多いそうです。いわゆる「三角食べ」は、伝統的な日本の文化を引き継いでいる食べ方だと言えそうです。

一方、非常に少数派ではありますが、おかずとごはんを混ぜ合わせて食べることを好まない子ども（大人も）もいます。たとえば、均一に混ぜ合わせたカレーライスなら大丈夫だけれど、丼物はダメとか、野菜炒めの具を分類して、具材を1種類ずつ食べたがる子どももいます。口の中で咀嚼すること自体を不快と感じるお子さんも、少数ですが存在します。彼らの味覚は、神経学的なレベルで通常（＝多数派）とは異なっている可能性があると思われます。三角食べの伝統を守ることも大切ですが、他人に迷惑をかけないのであれば本人の好みの方法で食べることを認める、というような柔軟な対応も必要ではないでしょうか？

保育や療育の場面では、三角食べや箸操作などを含めた日本古来の食文化を継承しつつ、一方では好きな食材を、好みの道具で、楽しく食べることも大切にしていく、といったバランス感覚が必要であると思われます。

終章

現代を生きる子どもたちへ

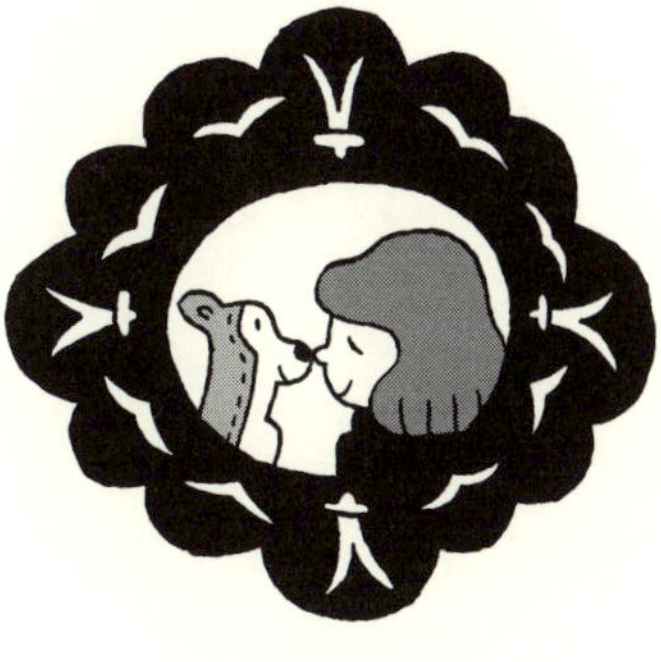

昔の遊びは栄養豊富
～運動と操作の機能を高める伝統的な遊びの数々

失われつつある「昔の遊び」

最近、公園で元気に走り回って遊ぶ子どもの姿が減っています。20年ほど前と比べて、子どもたちの遊びは大きく様変わりしました。日本の伝統的な遊びはどんどん姿を消し、携帯ゲームが子どもの遊びの多くを占めています。屋外で遊ぶことが減り、自分でおもちゃを作って遊ぶことをしなくなった子どもたちは、運動機能や手を器用に使う機能が低下しているのではないか、と危惧する声も聞きます。最終章では、失われつつある「昔の遊び」が子どもの成長と発達にどのような役割を果たしていたのか考えてみます。そして現代の子どもたちに不足している、発達のための「栄養」について考えてみたいと思います。

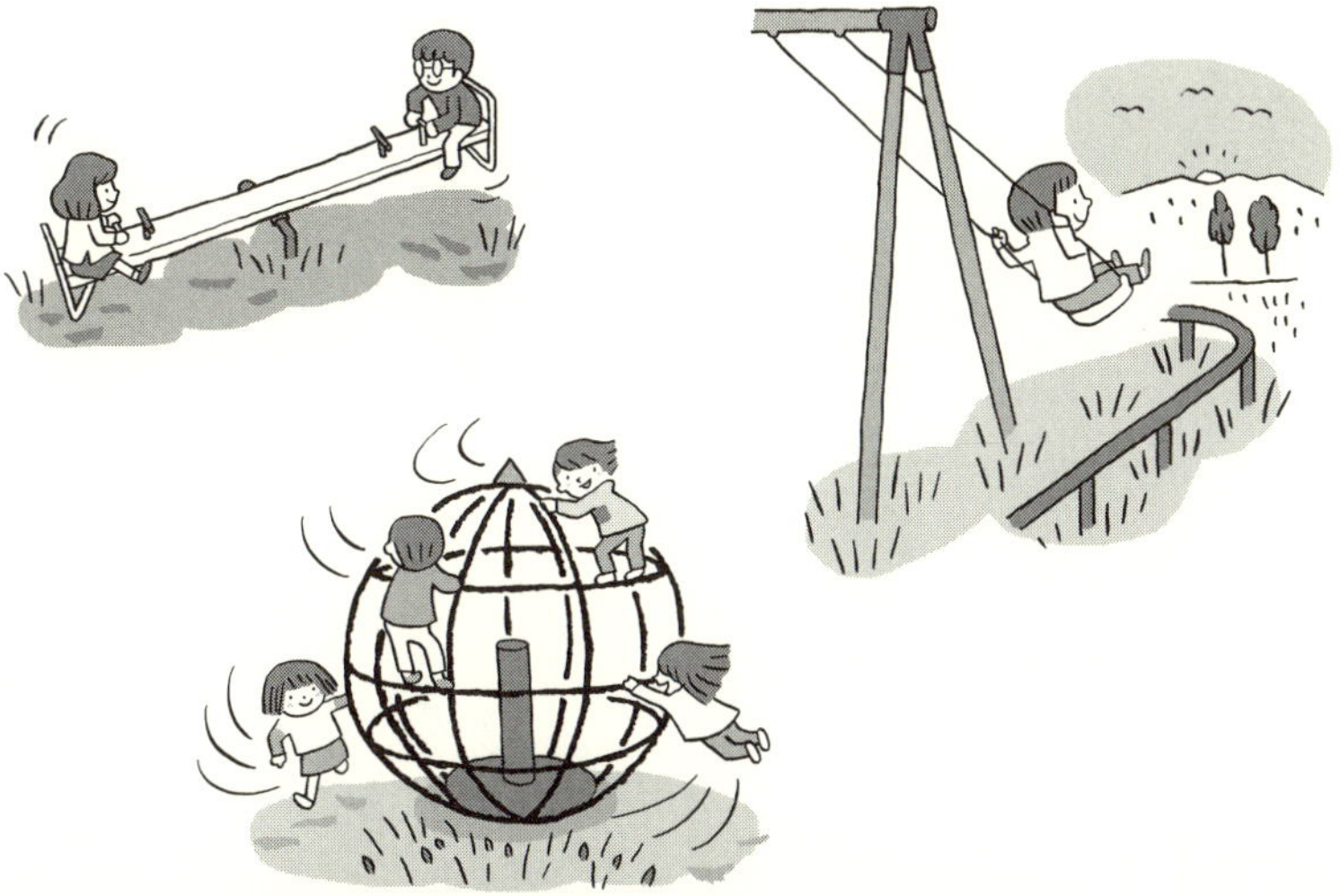

図1　回転、揺れ、加速度を味わう遊具

バランスを育てる遊び

最近はシーソーや回転塔などダイナミックに動く遊具を見かけなくなりました。指はさみなどの危険性から、徐々に撤去されているようです。これらの遊具は子どもに揺れ・傾き・回転・加速などの感覚刺激を提供する遊具でした（図1）。幼児期にはこのような感覚刺激をたくさん味わう経験が必須です。子どもたちは遊びをとおして、重力に対してバランスをとり、転倒しないように自分の姿勢を保つスキルを学んでいるのです。これは地球の重力下で生きていくヒトにとって、一生使い続ける重要な技能です。

大人になってから転んで大ケガをしないように、電車やバスに乗って揺れても転倒しないように、子どもの時期に重力と加速度に慣れ親しんでいる、ということもできます。回転塔につかまってブンブン振り回され、飛び降りて着地するような遊びは、大人から見れば危険に見えるかもしれませんが、子どもにとってはバランス機能の学習のために必要な経験だとも言えます。

ちなみに、バランスを保つ機能がある程度完成してしまえば、揺れの刺激は必要なくなるので、大人になってから公園でブランコに乗る人はあまりいなくなります。しかし大人になっても回転や加速度の刺激を非常に好む人もいます。スキー、スケート、スノーボード、モータースポーツ、バンジージャンプ、アミューズメントパークのアトラクションなどは回転や加速度を感じるための遊びです。これらは大人が遊んでもあまり不自然に見えないという利点がある反面、お金と時間を贅沢に費やすという欠点があります。竹馬、木登り、芝生斜面での転がりと滑り、高所からの飛び降り、川や海への飛び込み、などは同じ刺激を得るための昔ながらの遊びですが、これらは非常に経済的でエコであると言えます。

力の入れ方を学ぶ遊び

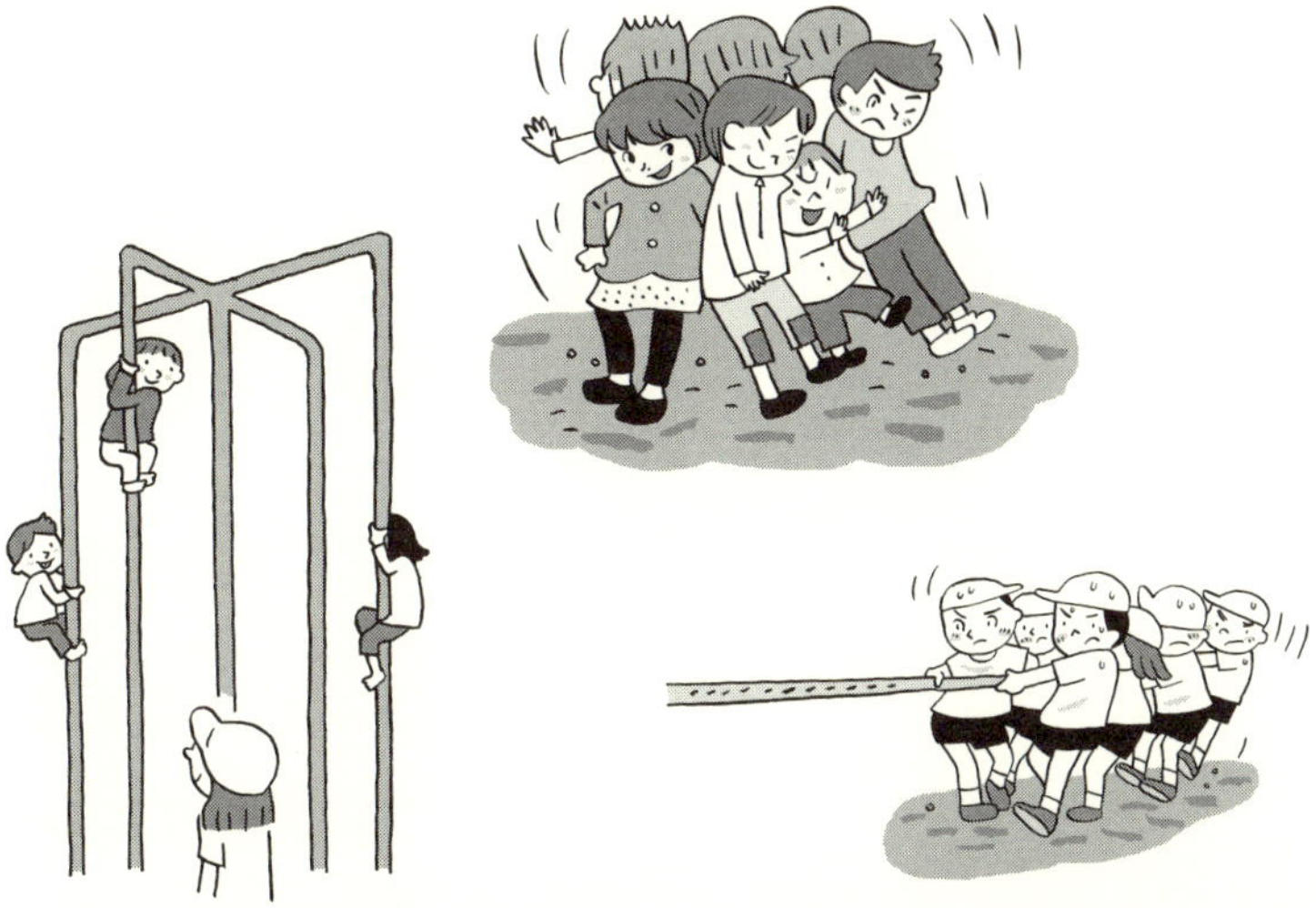

図2　全身に力を入れる遊び

腕相撲やおしくらまんじゅう、綱引き、登り棒などは、全身にめいっぱい力を入れる遊びです(図2)。これらは最近では、体育授業でなければ経験することのない競技になっています。このような経験をとおして子どもたちは、力の強さのコントロール（＝筋収縮力の調整）などを学びます。たとえば重い物を持ち上げるときに、体幹や脚にどれくらい力を入れる必要があるのか、どのような姿勢が効率的なのかを、遊びをとおして学習していると言えます。友だちをどのくらいの力で押せば痛みを感じるのか、どのくらいの力でケンカすればケガをするのか、などの知識も、遊びをとおして幼児期に学んでおくべきことです。多くの小中学校の先生から、以前に比べ最近の子どもは

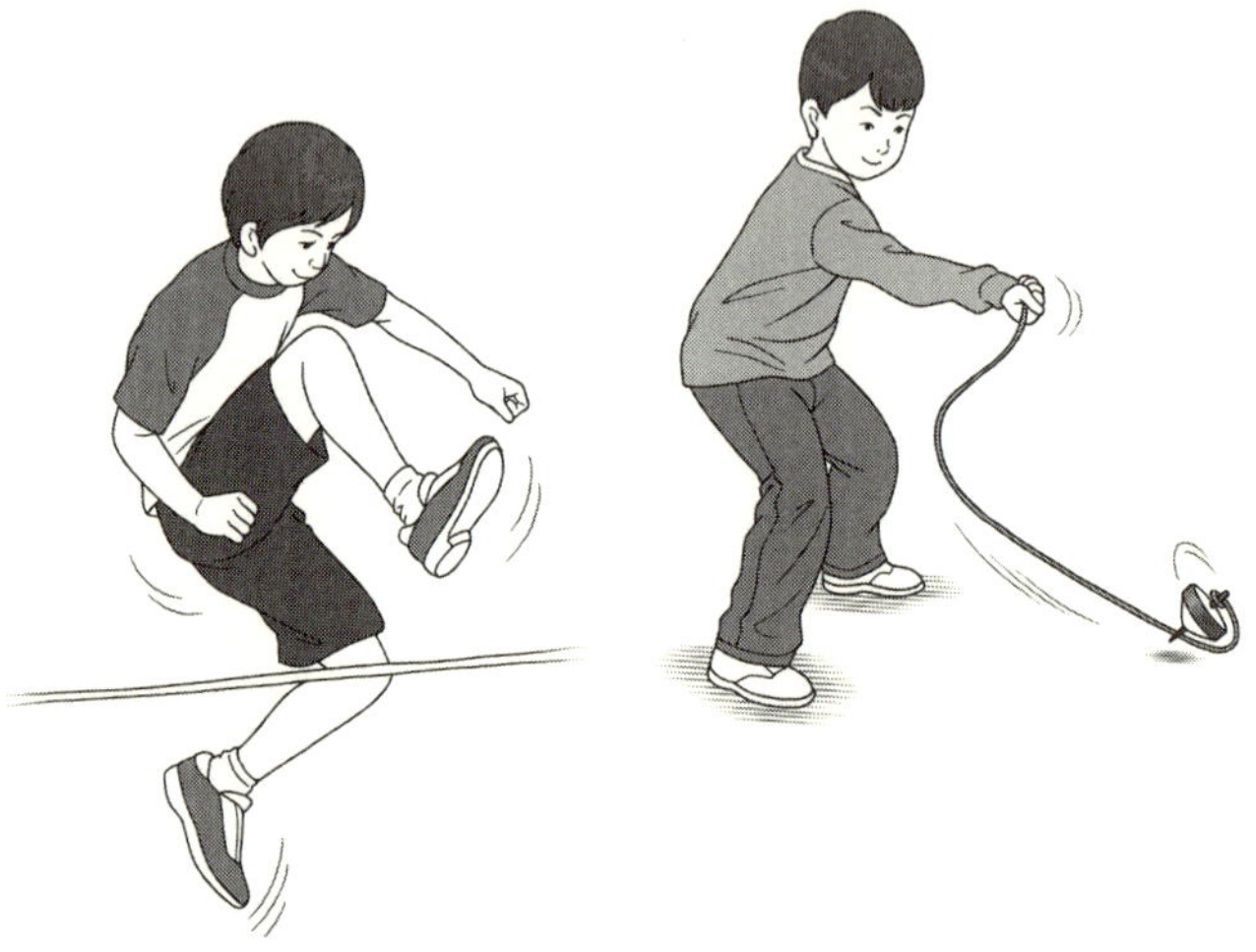

図３　高度な協調運動が必要な課題

教室での座る姿勢が悪くなっている、と聞きます。これは子どもの遊びが変化して、体幹にしっかり力を入れる経験が不足していることと無関係ではないように思われます。

運動のスキルを育てる遊び

ゴムとびなどの遊びで、高く張ったゴムを飛び越えるときに必要とされる機能を考えてみましょう（図３）。まずゴムの高さを視覚的にとらえ、どのように飛ぶか考える必要があります。どれくらい近づいて、どちらの足で踏みきって、反対の足をどこまで上げ、どのようにゴムを越え、着地するのか、などを考えて「計画」します。これらは運動をはじめる前に頭の中で組み立てられる計画であり、「運動企画」と呼ばれます。さらに実際に飛び越えるときには、手足をタイミングよく協調して動かす「協調運動」が必要です。高度なスキルが要求される運動には、運動企画と協調運動の要素が必ず含まれています。外遊びしている子どもたちは、日々これらの機能を磨き上げているということができます。ゴムとび以外にも、鉄棒・縄跳び・馬跳び・うんてい・石切り・コマ回し・羽根つき・お手玉・鞠つき、などは運動スキルの向上につながる要素をたくさん含む遊びです。

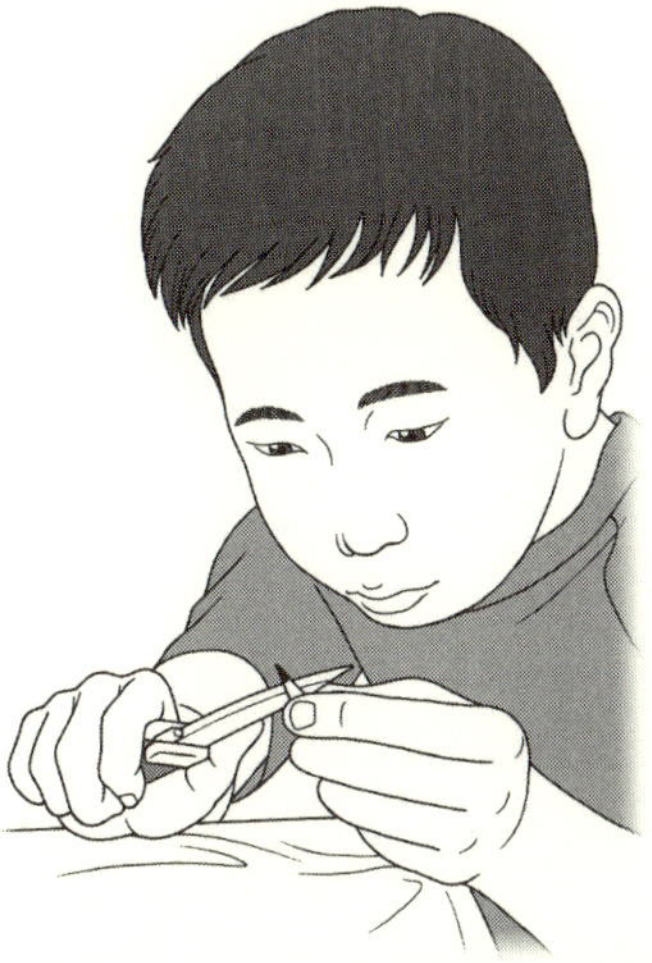

図4　ナイフを使った高度な巧緻操作

手指の巧緻性や両手操作を育てる遊び

身の回りにおもちゃが豊富になかった時代、子どもたちは自分でおもちゃを作っていました。今日よりもナイフなどの刃物を扱う機会も多かったと思われます。たとえばナイフで竹とんぼを作るときに必要な機能を考えてみましょう（図

4）。作業をはじめる前に、材料の竹のどの部分を使うのか、ナイフをどのように持って、どの方向に削るのか、などの計画を立てる必要があります。適切な場所に正確に刃を当てるためには目と手の協調性が必要です。さらに、竹を固定しながら、指先で刃の角度を保ちつつ力を微調整して慎重に削っていく、すなわち両手を協調させて使う高度な機能が必要です。

最近は電動鉛筆削り機が普及し、ナイフで鉛筆を削る子どもはほとんどいなくなりました。ナイフはむしろ危険なものとして子どもから遠ざけられています。他にも、あやとり・折り紙・泥だんご作り、凧揚げなども、高度な道具操作・両手操作が必要な遊びです。最近はお正月でも凧揚げで遊ぶ子どもを見ることがほとんどなくなりました。

コミュニケーションや想像力・創造力を育む遊び

これまで述べてきた遊びのほとんどは、友だち同士で協力し、あるいは競争する要素を含むものです。近所に住む子どもたちは、グループをつくって対抗戦をすることもありました。リーダー格の年長の子どもが先導し、年齢や技能を考慮してチームをつくりました。年齢が小さい子どもやまだ技能が低い子どもは、「みそっかす」などと呼ばれ、ハンデをつけて仲間に加えられていました。子どもたちは、遊びをさらに発展させ、おもしろくするように、臨機応変に創意工夫していました。

最近の携帯ゲームやカードゲームでもグループ競技はあります。しかし子どもたちは、お互いの表情ではなくゲーム機のモニターを見ながら通信機能を使ってやりとりしています。また、自分たちで工夫してルールを調整するのではなく、あらかじめ決められたルールと選択肢に従ってゲームを進めていきます。すなわちゲームプログラマーの「想定内」で遊ぶことが多いようです。緊急事態への対処を求められることもありません。「最近の若者はマニュアルがなければ何もできない」と嘆く声を聞きますが、マニュアルに従う遊びしか経験できていないのであれば、それも無理のないことではないでしょうか?

現代を生きていくために

これまでみてきたように、現在の子どもの遊びは大きく変化しています。そのすべてがマイナスということではありませんが、現代はヒトが乳幼児期に経験しておくべき多くの要素を経験することのないまま年齢を重ねてしまう危険性が高い時代と思われます。私たちは便利な生活や、手軽で楽しい遊びを手放すことはできません。しかし子どもにとって不足している「栄養素」に気づくことができれば、これらを「補給」する支援ができるのではないでしょうか。伝統的な昔の遊びを復活させることはできないかもしれませんが、栄養剤で不足を補うように、遊びのなかに豊かな要素をつけ加えていくことはできると思います。運動スキルの発達は幼児期以降も続いていくので、たとえば中学・高校の部活動をとおして不足していた経験を補充できるかもしれません。各種スポーツ教室や登山、アスレチック、乗馬なども、その一助になる可能性があります。最も大切なことは、「栄養」が得られるのは、それが「遊び」として成立する場合である、ということです。すなわち、無理やりやらされる、難しすぎることを練習させられる、ということではなく、子どもが主体的、自主的に楽しんでとりくみ、結果として大きな満足感を味わうことが大切と思われます。

ヒトの運動発達は、数百万年前から連綿と受け継がれてきたものです。赤ちゃんのからだの基本的な構造や発達の道すじは、時代がどんなに移っても変化していません。私たちは数百万年前と同じからだを使って激動する現代社会を生きている、と言えます。子どもたちがその影響を受けないわけはありません。

本書では、乳幼児期の運動発達を俯瞰しながら、子どもたちの食べる機能や遊ぶための機能、さらにコミュニケーションの機能がそれぞれどのように関りあっているかをみてきました。子どもたちが本来経験しておかなければならないこと、あるいは現代では経験しにくいけれども大切なことも説明してきました。困難な時代に生まれて育つ子どもたちの発達の姿を、さまざまな視点から考えるための一助になれば、執筆者一同の喜びです。

（参考文献）
『お母さんの疑問にこたえる　乳幼児の食べる機能の気付きと支援』向井美恵著　医歯薬出版株式会社
『お母さんの疑問にこたえる　すこやかな口 元気なこども』田中英一・佐々木洋・井上美津子・佐々木美喜乃・丸山真一郎著　医歯薬出版株式会社
『基礎運動学第　6版　補訂』中村隆一・齋藤宏・長崎宏著、医歯薬出版株式会社
『子どもの発達と診断3　幼児期I』田中昌人・田中杉恵著　大月書店
『障害児者の摂食・嚥下・呼吸リハビリテーション—その基礎と実践』金子芳洋監修　尾本和彦編　医歯薬出版株式会社
『小児の摂食・嚥下リハビリテーション　第2版』田角勝・向井美恵編著　医歯薬出版株式会社
『脳性麻痺②　第8回脳性麻痺研究会記録』富雅男著、協同医書出版社

座談会

子どもと思いっきり笑いあえていますか？ 食べる・遊ぶのなかで気になること・大切にしたいこと

食べる・遊ぶは How to ではない

林　最近は子どもたちが自分でおもちゃを作るのは珍しくなりましたが、のこぎりを使って竹馬を作ったり、針で縫ったりする活動を大事にしている保育園もあります。そういう子どもの発達に熱心な保育園に行くと、からだがしっかりしていてすごく逞しい子どもたちと出会えて、感動する場面がいっぱいあるんですよね。家庭だと、子どもがちょっと危ないことをしそうになると、黙っていられませんよね。「危ないよ」とか、すぐ声をかけてしまいます。先回りして、「これ危ないから気をつけて」とも言ってしまいますよね。でもそういう保育園では、失敗をくり返しながら自分で考える子どもを育てています。がんばっている保

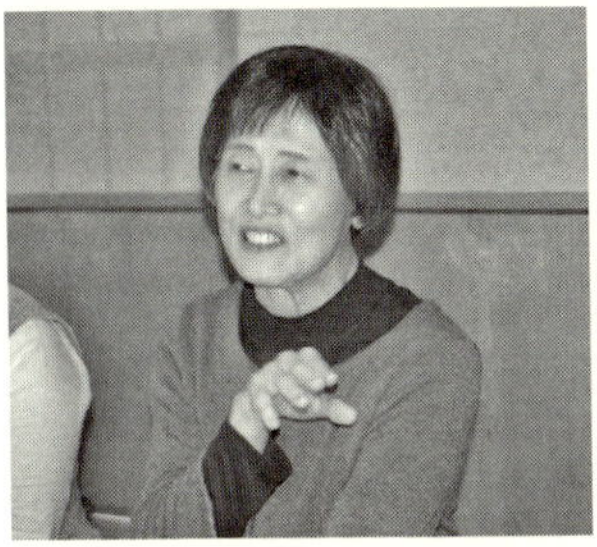

林万リ（はやし　まり）
ボイタ法で診断・治療のできる施設をつくりたいと横浜のリハセンターで仕事してきて、今は非常勤です。３年前にかかった脳梗塞の左片麻痺をボイタ治療し、左手が回復し姿勢反応ができるようになり、ボイタ治療のすごさを実感できました。

育園から学ぶことは多いですね。

富樫　保育園の先生はほんとうに日々の保育を悩んでいる、ということをよく聞きます。子どもらしく遊んでいくなかで運動機能は発達していくので、応用的な運動だけでなく、からだを使って遊ぶことが大切ですね。

田川　保育士さんたちは、子どもたちの発達のことにもすごく関心があります。保育士さんに出会う機会がよくありますが、障害のある子どもたちにどんな遊びをしてあげたらいいのかな、とか、食事の課題についての質問がすごく多いんですね。

三沢　食べることも遊ぶことも障害があるから特別なことをするんじゃないんですよね。一人ひとりの子どもに合わせて、その子とやりとりしながら課題を考えて行なったらいいんだけど…。障害があるからすごく特別なことをしなくてはいけないと思い込んでいる部分がありますね。

永井　食べることって楽しくてしあわせじゃないですか。いろんな子たちにその楽しさを広げていきたいですね。

個々の障害に対して、障害に応じた食事の対応をしましょう、というノウハウよりは、食べることがどんな機能から成り立っていて、その子は食べる際に、どこが上手でどこがうまくいかないのかということをまず知っておくことが大切ですね。食べることも運動機能とつながっている。遊びや運動などの様子とともに食事の仕方も変わっていくことを伝えていく

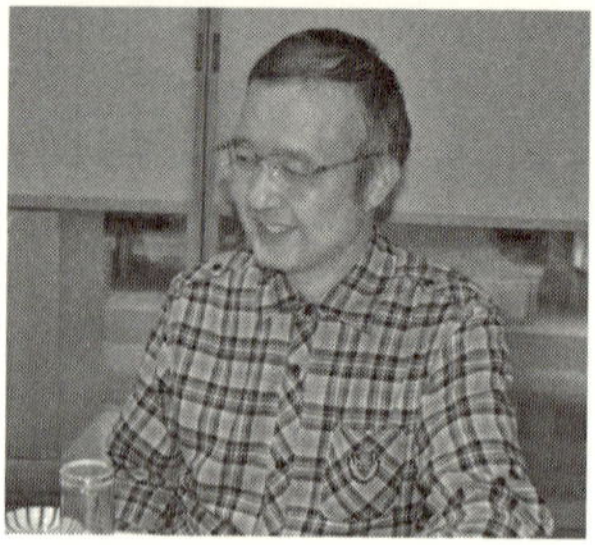

松本政悦（まつもと　まさえつ）

横浜市総合リハビリテーションセンターのＯＴです。発達に問題がある子どもたちに対する作業療法に従事し、肢体不自由の子どもにも発達障害の子どもにも関わっています。せっかち・早口・早食いで注意欠陥多動傾向が強く、同じような特徴がある子どもに無条件に共感してしまいます。

なかで、ああなるほどと思ってもらえるようにお話ししています。育児書だけを見ていると、「〜が食べられるようになったから、次は…」と教科書的なことにとらわれてしまいがちですが、子どもがいろんなことをやっていくなかで「あ、子どもの成長ってこういうことなんだ」と子どもが変わった瞬間に立ち会えてうれしいなと感じられることが増えてほしいと思います。

松本　先生からもお母さんからも、気になる子や困っている子に対して、どうしたらいいか、何をしたらよいかという質問をよく受けます。「この子はいつもごろごろしていて不器用だけど何をしたらいいんでしょうか」「どうやって鍛えたらいいでしょうか」という質問なんです。つまり知りたいのはＨｏｗ　ｔｏなんですよね。それがなぜ必要か、なぜ子どもがうまくできないのかというＷｈｙの視点がなくて、いきなり正解がほしい。でも、一つだけの「正解」があるわけではないし、方法だけを伝えてもたいがいはうまくいかない。

それはたぶん受けてきた教育がそうだったからだろうと思います。マニュアルがほしいんですよね。自分も若い頃そうでした。子どもとかかわるこの世界はマニュアルがない世界。そういうことがわかるまでずいぶんかかりました。そもそも、ＰＴ、ＯＴになるための試験がマークシートですからね、そこからすでに理由を考えさせないような教育になってるんですね。

田川　座らせたら座れるようになる、立たせたら立てるようになる、という発想で、歩かせ

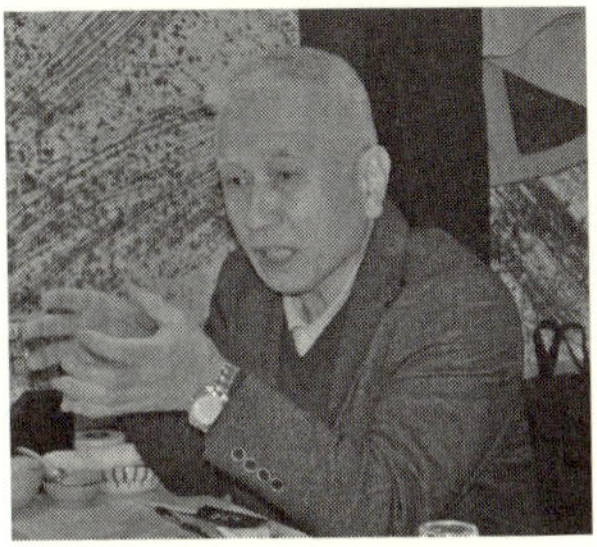

三沢峰茂（みさわ　みねしげ）

ＰＴになって39年。主に乳幼障害児に関わってきましたが、横浜市リハビリテーションセンター、町田市医師会訪問看護ステーション、訪問鍼灸マッサージなど、最近50代の方々の訪問看護にも携わる機会が増え、二次障害進行に伴い日常生活の困難さがいっそう増す状況があることを知りました。乳幼児期から老年期までご本人やご家族の支援に関わるセラピストが一人でも多く増えることを願って仕事を続けています。

たいと思う親御さんたちもいる。その過程がどうであるかよりも、早く歩けた方がいいということが重視されている傾向を感じますよね。

林　実際、歩行開始が早すぎると大きくなってＯ脚になってしまうことがあります。

小嶋　歩きはじめるのがとても早い子に出会うことがあります。その親御さんからは、「転びやすいのですが、どうしたらいいでしょうか」というご相談があって、経過を聞くと、這い這いをしないですぐに立ってしまったとのこと。這い這いなどの積み重ねが大事だなというのを実感します。

永井　運動もそうだし、食事もそう。早いことがいいのではなくて、一つひとつの段階、課題を子ども自身が体験をとおして受け止めていくという視点が大事ですよね。早くできた方が優秀みたいな部分があるから、歯も生えてないのに普通のごはんを食べさせたりして…歯ぐきではかみ砕いたりすりつぶしたりできないから食べられるわけないじゃない、ということに気がつかなかったりしますよね。

松本　勉強もそうですよね。人より早く先の勉強をさせる方がいいんだみたいな。

永井　先に難しいことやると早くできるようになると思っている。形だけの「できる」ではなく、そこにいたるまでの過程にどんなしくみがあるからできるようになる、という視点にはなかなかならないですね。

松本　社会の価値観がそうなっているように思います。早いほうがいい、多い方がいい、す

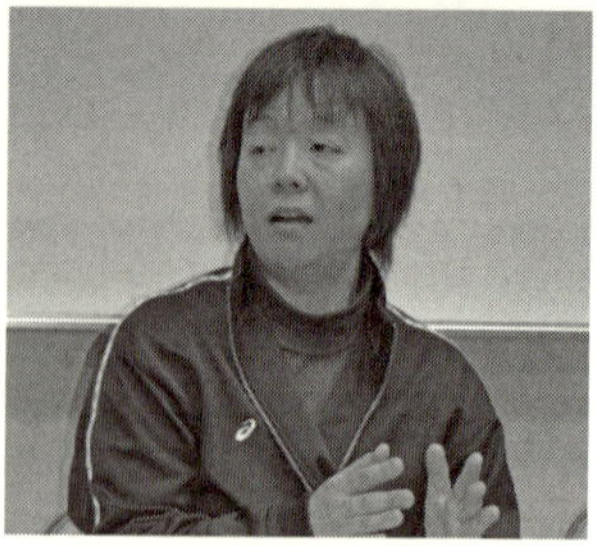

田川久美子（たがわ　くみこ）

リハセンター開設時に新卒新人で採用されたＰＴです。療育センターの経験を経て、現在は療育課長となり、ＰＴやＯＴはもちろん、医師や心理士、保育士、看護師など多くの職種とチームで様々な仕事をしています。ＰＴの仕事だけをしていた頃からは、お子さんと直接かかわれる時間が減ってしまいましたが、その貴重な時間を大切に、毎日楽しく仕事にむかっています。

べてがそういう価値観ですよね。量的なものばかり求めるから、子どもの発達も量的なものでみてしまいがちになる。

永井　それで、無意識に親の価値観に子どもをあてはめようとするからうまくいかないことも多いように感じます。

林　障害の重い子を育てたお母さんが、「本当にこの子を育てて良かった」と言ってくれたことがありました。「もしこの子を育てていなかったら、私はとんでもない母親になっていた」と言って感謝していたこともありました。それは、価値観を変えることができたということなんだと思います。ほんとにすばらしい親だなと思いましたね。

「困った」の背景に運動発達をみる視点

藤井　運動障害のない発達障害のお子さんのクラスに入っても、食べ方など、偏食とは別に機能的に課題がありそうなお子さんはいっぱいいます。たとえば、すごく食べるのが遅い子どもをみてほしいと呼ばれてみてみると、実は偏食があって食が進まないのではなく、咀嚼ができていないためにうまく食べられない。よく言われていたのは、感覚面の問題なのですが、いや、この子はほんとに水分の少ないものが飲み込めない。そういう場合は、とろみ剤

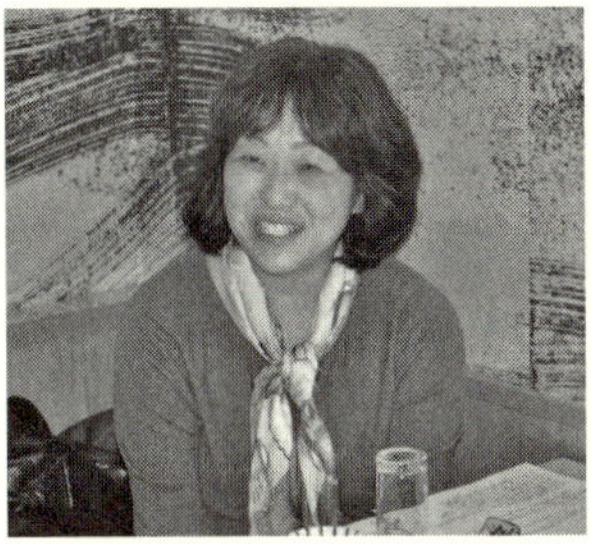

富樫和美（とがし　かずみ）
横浜市総合リハビリテーションセンターのＰＴです。川崎市、横浜市の地域療育センター構想のなか、小児のＰＴとして子どもたちに関わってきました。子どもたちからのパワーをもらい、新たな発見をする日々を送っています。

などを使ってまとめると、飲み込みやすくなることもあります。機能もちゃんとみた上で、感覚面や偏食の部分をみていけるといいのかと思います。さらに、運動面からみると、低緊張などで、姿勢保持ができない子たちもいっぱいいます。クッションなどで工夫してあげるとしっかり座れることもあります。

永井　発達障害のお子さんで、からだを協調的に使えなかったりとか、低緊張だったり、実は運動面で困っている子がけっこう多いです。

小嶋　日頃療育にかかわっていて、運動面に遅れのある子どもたちも、楽しい遊びのなかで育ちが十分でない部分の経験を積み重ねていくことで、運動面が少しずつ変わっていくことを実感します。赤ちゃんのときからいろいろな感覚運動経験を積んできて、それが結果的に歩くことにもつながるのだと思います。

松本　昨年何度か、小学校低学年の通常クラスの授業をみる機会がありました。私が小学校の頃と比べてあきらかに姿勢が悪い子どもが多い。もじもじ動く子も多いし、床に寝転ぶ子も必ずいる。先生の机の前の３人は、みんなデレ～という感じですね。一昔前と比べると、遊びが変わってきたし、普段の過ごし方も変わってきているのだと思います。遊びといったら今は携帯ゲームばっかりじゃないですか。

林　子育てってほんと難しい。そして、親がいちばん難しいのは遊ぶことですね。親が本気になって遊んで、子どもがやりたい！　と思うような遊びをどう展開するかといったら、ノ

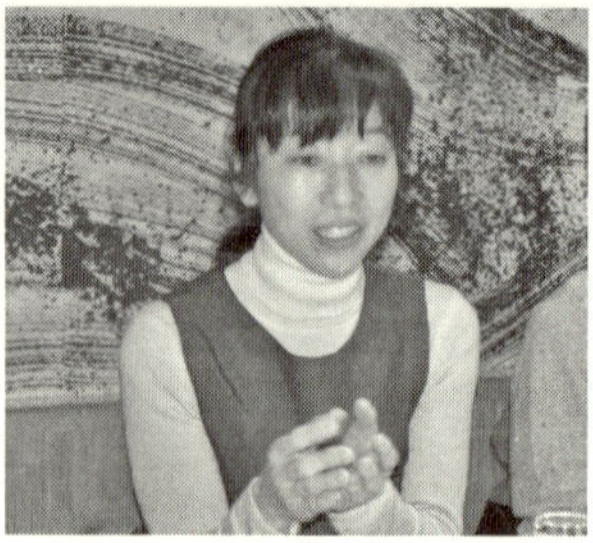

永井志保（ながい　しほ）

横浜市総合リハビリテーションセンターのＰＴです。リハセンター開設時に新卒新人で採用されて、成人や地域支援部門からＰＴをスタートしました。2000年から療育部門になり、子どもたちの育っていく過程に関われることはもちろん、摂食（食べること）のおもしろさとも出会うことができました。

ウハウはないですよね。だから親が保育園を見学して学んだ方が良いと思います。保育園や学童に行って、子どもたちが真っ黒になって遊んでいるところを見て、「ああなるほどな、こういうことが大切なことか」と学ぶ、そういうことが必要だと思います。

モチベーション・意欲＝子どもにとっての意味

永井　意欲が育っていないと、自分から発動することがなかなかできないから、受動的になったり、指示待ちになったりすることがあります。自分からこうしてみよう、と試行錯誤しながらいろんなことを感じていく経験が、その年齢なりに必要だと思います。そうすることで、自分で自分のことを決められる子に育っていくと思うんです。子どもが活動に向かうとき、発達していくときには、モチベーションがすごく大事だと思います。

林　モチベーションをもつためには、やっぱり遊びが大事ですね、徹底的に遊びこむこと。

富樫　通園に通っている子どもたちは、意欲をもつことが難しい子が多い気がします。でも、毎日来てる子たちをみていると、ほめられるってすごい心地いいんだなと感じます。職員はほめ上手なんですね。そうするともう一回やってみようかな、というその子なりの力が育つんだなということを子どもたちの成長をみていると思います。お母さんたちは、「つぎ、つ

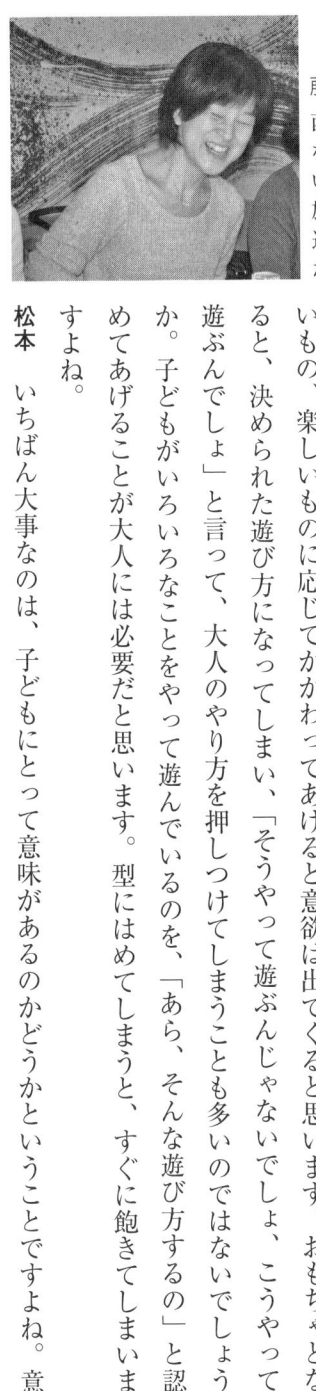

藤井優子（ふじい　ゆうこ）
西部地域療育センターでＰＴをしています。ＰＴになって新人の頃担当していたお子さんがもう成人しています。たくさんの肢体不自由のお子さんやそのご家族と接してきましたが、昨年度より通園園長となり発達障害のお子さんやご家族と関わる機会も増えました。

ぎ」と、できていることはほめないけど、できてないことは怒りがち。意欲がもともとないわけではなくて、やってもほめてもらえないし、できた感がないからつぎやろうって思わないのかな、と思います。

人のお子さんには言えるんだけど自分ではなかなか気づきにくいですよね。

三沢　子どもはみんなその子なりの意欲、興味をもっているけれど、大人がその内容を認めたくなかったり、あるいは満足していなかったりする場合もありますね。さっきの食事もそうですが、その子の口の発達とか歯の生え方によってはまだ難しいのに、年齢がきたから食べさせなければと無理矢理すればいやがるのは当然です。そのうえ、この子は食べるのがいやなんだと誤解してしまう場合もあるようです。子どもの食べる能力に合った形態にすると食べられることも多いのです。遊びについても同じではないでしょうか。その子がおもしろいもの、楽しいものに応じてかかわってあげると意欲は出てくると思います。おもちゃとなると、決められた遊び方になってしまい、「そうやって遊ぶんじゃないでしょ、こうやって遊ぶんでしょ」と言って、大人のやり方を押しつけてしまうことも多いのではないでしょうか。子どもがいろいろなことをやって遊んでいるのを、「あら、そんな遊び方するの」と認めてあげることが大人には必要だと思います。型にはめてしまうと、すぐに飽きてしまいますよね。

松本　いちばん大事なのは、子どもにとって意味があるのかどうかということですよね。意

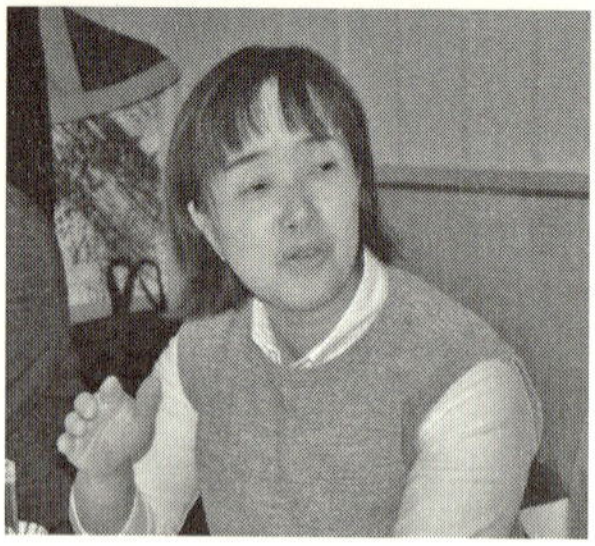

小嶋優加子（こじま　ゆかこ）
2013年に開所したよこはま港南地域療育センターのＰＴです。０歳から小学校６年生までの子どもを担当しています。子どもの家庭や地域での生活を大切に、担当している子どもの集団療育に参加し、特別支援学校にもお伺いして、子どもが楽しく笑顔で生活できるように関わっています。

味がある活動だからこそ子どもが自分でやりたくなる。でもいまのお母さんは子どもにとって意味があることより、自分にとってやらせたいことが大事になっていますよね。そうなると子どもが意味を見失ってしまう。それよりも、子どもが意味を見いだしていることに大人が気づいて、成功したときにほめてあげたら、きっとお互いうれしくなれます。子どもの意味をお母さんが自分の意味にできればお互いハッピーなんです。なかには意味をもてるポイントがすごく狭くて、ここしかないって子もいるのですが、この場合は特に、大人が子どもにとっての意味に気づき、そこを広げるかかわりがいっそう大切だと思います。

富樫　いろんなことがつながって子どもは発達していくのだけれども、意味や興味をもつこと、その土台のところに課題がある子もいます。そういう子には、からだづくりをしっかりして、運動、遊びにつなげるとか、いろんな活動に立ち向かえる基盤をつくってあげることも大切だと思っています。からだ使いの基盤をつくってあげると、気持ちが外に向かい、ハッとする気づきがあることを経験します。さまざまな職種がいろんなところで子どもの土台に種まきをしておけば、それが後々、いろんなかたちで芽が出て、ぽんっと子どもが発達していくことがあると思っています。

そのときに、親御さんもそれぞれの職種も、６ヵ月だから△△、○○障害だから□□…など、形だけでかかわってはいけない。目の前にいるその子がどういう子なのかということに向かえるといいのかなと思います。

松本　PT、OTの仕事は、子どもの発達の一歩にどういう意味があるのかを保護者に伝えることだと思います。たとえば、首がしっかりしてまわりを見渡せるようになったら、そこから世界も活動もひろがっていく。それが首がすわるということの子どもにとっての意味ですよね。

田川　そういう意味を、私たちも親御さんにもうちょっとわかりやすく、意識的に伝えていく工夫が必要かもしれませんね。

松本　そうですね。何度もくり返し同じ運動をすることも、その時期の子どもにとって意味があることじゃないですか。その子にとっては、今それをする必要があるわけです。それぞれの発達段階で意味のある活動は変わっていくかもしれないし、大人からみると無意味に見えるかもしれないけど、子どもにとっては、実は意味があることなんだよってお母さんに伝えたいですね。

永井　それをうまく伝えるというのは難しいけれど、頭だけの理解ではなく、お母さんが実際の子どもの姿を見て、「ハッ」と自分自身のからだで感じるということがすごく大事だと思います。それをうまく伝える、気づきにつながる工夫は、専門職の仕事ですよね。

林　子どもって、自分のことを認めてほしい、満足したいという思いがあります。そこを親がどうわかるかなんだと思います。

子育てはものすごく大変。私もほんとに忙しかったから自分の子どもたちとちゃんと向かい合って認めてあげられなかった部分がすごくあるなと反省してます。

でも、寝る前には必ず本を読み聞かせるということは決めていましたし、夜は8時に寝かせるということは守りました。それくらいかな…。ほんとに子どもの思いや気持ちを認めていなかったし、親の価値観を子どもに押しつけていたかもしれませんね。「テレビは30分！」って、すごく厳しかったよ」と今になって夫に言われます。自分では忘れているんですよ。だから、子どもは「認めてほしい」ということを親が知らなくてはいけないなと思います。

あと、意欲がなかなかもてない子は、いかにして笑わせるかですよね。からだを動かして、ほんとに楽しい！ということを体験する。それには人間が必要で、テレビではだめ。ビデオでもだめ。心から笑うというのに必要なのはやっぱり人間。子ども同士がからだをめいっぱい使って遊ぶ、そういう環境がすごく大事だと思います。

私は自分の子育てに失敗がいっぱいあって、そこから学びました。座談会の冒頭にも失敗や試行錯誤することの大切さを話しましたが、子どもも大人も失敗して成長するから、失敗を大切にしてほしいと思います。でも子育てって失敗したなと思った頃には終わっていますから、そこが難しいところなんですよね。

子どもは、親が思うように育たないことも多いのですが、一人ひとり育つ力をもっており、親から巣立って子どもなりに成長していくのだと思います。

林　万リ	………	はじめに、第１章　子どもの育ちに大切なこと		
松本政悦	………	第２章	1	からだで遊ぶ、からだで学ぶ
			2	からだとからだが響きあう
		第４章	4	子どもの食事に関するあれこれ
		終　章		現代を生きる子どもたちへ
三沢峰茂	………	第３章	1	生まれて間もない頃の運動と口の働き
田川久美子	………		2	体軸のさらなる育ち（３～５ヵ月）
富樫和美	………		3	「姿勢のつながり」と「空間のひろがり」（６～８ヵ月）
永井志保	………		4	哺乳から離乳期前期の食べる力の発達について（６～８ヵ月）
		第４章	3	離乳期後期から完了期の食べる力の発達について（９～18ヵ月）
藤井優子	………	第４章	1	自由な姿勢変換の獲得（９～11ヵ月）
小嶋優加子	………		2	はじめの一歩（12～18ヵ月）

本書をお買い上げいただいた方で、視覚障害者により活字を読むことが困難な方のために、テキストデータを準備しています。ご希望の方は、下記の「全国障害者問題研究会出版部」までお問い合わせください。

やさしく学ぶ からだの発達　Part2　運動発達と食べる・遊ぶ

2015年７月30日　初刷発行　　＊定価はカバーに表示してあります
2024年４月30日　第13刷発行

監　修　林　万リ

発行所　全国障害者問題研究会出版部
〒169-0051 東京都新宿区西早稲田2-15-10 西早稲田関口ビル4F
Tel. 03(5285)2601　Fax. 03(5285)2603　http://www.nginet.or.jp

印　刷　モリモト印刷

 ISBN978-4-88134-405-7